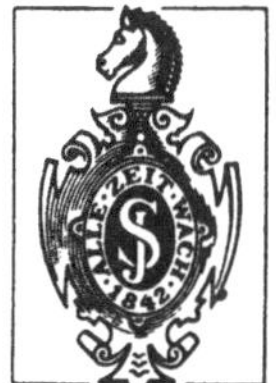

Hans Joachim Schwanitz

Das atopische Palmoplantarekzem

Mit 52 Abbildungen, 16 Farbtafeln und 17 Tabellen

Springer-Verlag Berlin Heidelberg GmbH

Priv.-Doz. Dr. med. Dr. phil. Hans Joachim Schwanitz
Universitäts-Hautklinik
Von-Esmarch-Str. 56
D–4400 Münster

ISBN 978-3-540-15899-8

CIP-Kurztitelaufnahme der Deutschen Bibliothek
Schwanitz, H.J.:
Das atopische Palmoplantarekzem/H.J. Schwanitz.

ISBN 978-3-540-15899-8   ISBN 978-3-662-06451-1 (eBook)
DOI 10.1007/978-3-662-06451-1

Satz: Fotosatz-Service Weihrauch, Würzburg
2329/7330-543210

Vorwort

Die Dermatologie hat in den letzten Jahrzehnten ihr wissenschaftliches Gesicht verändert. Zunehmende naturwissenschaftliche Erkenntnisse führten dazu, daß Hautkrankheiten in vielen Fällen nicht mehr nur klassifiziert, sondern auch erklärt und verstanden werden können. Die vorliegende Arbeit mag als Beleg dafür gelten, daß dieser Prozeß noch lange nicht abgeschlossen ist. So wird die „Dyshidrosis" auch in modernen Lehrbüchern immer noch als eine Erkrankung der ekkrinen Schweißdrüsen subsumiert, wie es bereits ihr Erstbeschreiber T. Fox postulierte. Eine ausführliche Kritik dieses Konzeptes hat zuletzt R.D.G.P. Simons ab 1962 geleistet. Seither steht eine einheitliche Pathogenese der „Dyshidrosis" aus, die Dermatose gilt als polyätiologisch.

Dieses Buch schließt an Simons Arbeit „Eczema of the hands. Investigations into dyshidrosiform eruptions" aus dem Jahre 1966 an. Die Ausführungen über *das atopische Palmoplantarekzem* stellen einen Versuch dar, die „Dyshidrosis" aufgrund diverser klinischer und experimenteller Untersuchungen neu zu verstehen.

Mein besonderer Dank gilt Herrn Professor Dr. E. Macher, Münster, der die Durchführung der erforderlichen Arbeiten ermöglicht hat. Herr Professor Dr. S. Nolting, Münster, hat mich auf dieses Thema aufmerksam gemacht. Herr Professor Dr. P. Frosch, Heidelberg, stellte mir großzügig mehrere technische Geräte zur Verfügung.

Klinische Untersuchungen erfordern die Mitarbeit vieler einzelner. Ich danke vor allem den Patienten und Kontrollpersonen, die sich hierzu bereitfanden.

Einen erheblichen Anteil an der Realisation hatten als Mitglieder der Arbeitsgruppe Franz Fahrinsland, Hermann Mertens, Monika Schade-Galanski und Dr. Hedwig Schwanitz.

Eine Zusammenarbeit in Teilbereichen erfolgte mit der Arbeitsgruppe von Frau Professor Dr. B.M. Czarnetzki, der Abteilung für Dermato-Mikrobiologie (Leiter: Professor Dr. S. Nolting), der Abteilung für Allergologie und Gewerbedermatologie (Leiter: Professor Dr. G. Forck), dem Chemischen Labor (PD Dr. K.-J. Kalveram), etlichen Kollegen und Mitarbeitern der Poliklinik.

Münster, im September 1985   Hans Joachim Schwanitz

Inhaltsverzeichnis

1 Was ist eine „Dyshidrosis"?

1.1 Symptome

Als Dyshidrosis (ἰδρώς = Schweiß) wurde 1873 von Tilbury Fox eine bläschenbildende Erkrankung der Handinnenflächen und Fußsohlen beschrieben, die der Autor auf eine Funktionsstörung der Schweißdrüsen zurückführte. Der griechische Ursprung erklärt die von einigen Autoren bevorzugte Schreibweise „Dysidrose" (ohne h). Das gleiche Erscheinungsbild bezeichnete Hutchinson 1876 als *Cheiropompholyx* (χειρ = Hand, πομφολυξ = Blase). Diese symptomatische Bezeichnung benutzte er bereits seit 1871 in seinen klinischen Vorlesungen (Fox 1876, Hutchinson 1876). Hinsichtlich der Ätiologie vertraten Fox und Hutchinson unterschiedliche Ansichten. Einigkeit bestand über die folgenden klinischen Merkmale (Muende 1934):

1. Die wasserklaren Bläschen treten symmetrisch auf.
2. Bevorzugt sind die Fingerseitenkanten und Handinnenflächen befallen.
3. Dem Auftreten der Bläschen geht eine Mißempfindung (Spannungsgefühl, Juckreiz) voraus.
4. Die Bläschen können zu Blasen konfluieren.
5. Sie platzen nicht, sondern trocknen ein.
6. Rezidive sind häufig.

Diese Merkmale gelten als Kriterien auch für unsere Untersuchungen. Sie erlauben in der Regel bereits klinisch eine *differentialdiagnostische Abgrenzung* z.B. gegen die Psoriasis pustulosa und die Pustulosis palmaris et plantaris (Morphe und Lokalisation), die Hand-Mund-Fußkrankheit (Lokalisation), Herpessimplex-Infektionen (fehlende Symmetrie) oder die Dermatophytosen (Morphe, fehlender symmetrischer Befall der Hände, fehlende Mißempfindung vor dem Auftreten).

Im folgenden werden die Theorien skizziert, die bisher zur Erklärung der *Dyshidrosis* bzw. *Cheiropompholyx* entwickelt wurden. Eine vollständige Analyse und Rekonstruktion der Theoriendynamik ist nicht beabsichtigt. Die summarische Darstellung des Standes der Forschung erfolgt in Kapitel 1.8.

1.2 Schweißdrüsen

Fox gab als Pathomechanismus bei der Dyshidrosis „... the origin of the eruption in the sweat apparatus ..." an. Durch Schweißretention kommt es zur zunehmenden Schwellung der Ausführungsgänge, bis diese abknicken und so jede weitere Schweißausscheidung blockiert ist. Makroskopisch wird in diesem Stadium ein Bläschen sichtbar (Fox 1876). Sekundär mazeriert die Epidermis, und in der Peripherie der Bläschen tritt vereinzelt eine „entzündliche Röthung" auf (Hebra 1884). Fox hat seine Theorie der Dyshidrose in Analogie zur seinerzeit geltenden Theorie der Akne entwickelt, bei der der Pathomechanismus in einer Verlegung der Talgdrüsenausführungsgänge mit resultierender Talgansammlung gesehen wurde.

Die Theorie von Fox lehnte Hutchinson bereits 1876 ab. Die folgende Diskussion hat bis heute angehalten.

Aufgrund histologischer Studien unterstützte Nestorowsky 1906 das Konzept von Fox. Durch übermäßige Schweißsekretion, sei sie funktionell bedingt oder Ausdruck einer Hyperhidrosis, kommt es zur Quellung des Stratum corneum. Teile der Hornsubstanz lösen sich daraufhin ab und verlegen die Ausführungsgänge der Schweißdrüsen, es resultiert eine Dyshidrosis.

Als Ursache des übermäßigen Schwitzens wird eine Störung der vasomotorischen oder trophischen Nerven angenommen (Nestorowsky 1906).

In der Folgezeit trat die Schweißdrüsenblockadetheorie in den Hintergrund, bedingt durch neue mykologische Erkenntnisse (Kapitel 1.3).

Sie erhielt 1930 wieder Aufschwung durch eine Arbeit von Marchionini, in der die Existenz der „echten" Dyshidrosis betont, einzelne dies bestätigende Histologen hervorgehoben und ein neues diagnostisches Hilfsmittel vorgestellt wurden, die **Lackmuspapierprobe.** Ausgehend von der Erkenntnis, daß der ekkrine Schweiß sauer ist, mit einem pH zwischen 4 und 6, die durch Infektion bedingten dyshidrosiformen Erkrankungen dagegen einen höheren pH haben, kann die echte Dyshidrosis leicht erkannt werden, wenn sich das blaue Lackmuspapier bei Kontakt rötet (Marchionini 1930, Sicoli 1924, Leszczynski 1929).

Dieses Verfahren fand zunächst eine rege positive Resonanz (Muende 1934, McLachlain und Brown 1934). 1938 legte Schuermann eine umfangreiche empirische Untersuchung von 1630 Fällen vor, in der er zwar die idiopathischen Dyshidrosen als Entität aufrechterhält, jedoch nicht umhin kommt festzustellen:

„Wenn wir also nach diesen Ausführungen Nestorowskis und Marchioninis nicht die Existenzmöglichkeit einer idiopathischen Dyshidrosis bestreiten, so können wir doch nicht verschweigen, daß es uns **nie** gelungen ist, durch den Bläscheninhalt dyshidrotischer Exantheme blaues Lackmuspapier zur Rotfärbung zu bringen. Seit Jahren wird an der Berliner Hautklinik das Verfahren bei Verdacht auf echte Dyshidrosis angewandt, bisher immer ohne Erfolg. Woran das liegt, ist uns nicht ganz klar."

Er folgert, daß die idiopathische Dyshidrosis sehr selten sein müsse. – Eine vorsichtigere Kritik ist wohl nicht möglich.

In den Folgejahren gibt es noch einzelne Hinweise auf eine mögliche Kommunikation der Bläschen mit den Schweißdrüsen; es wird jetzt vorwiegend ein indirekter Mechanismus angenommen. Die Schweißdrüsen sind demnach insofern beteiligt, als es durch eine **Hyperhidrose** zur gesteigerten Hydratation der basalen Anteile des Stratum corneum kommt, welches anschwillt. Hierdurch, oder aber durch die Bläschen selbst, werden die Schweißdrüsenausführungsgänge komprimiert (Herrmann, Morrill und Sulzberger 1958, Stewart 1961). Zu den frühen Kritikern der Schweißdrüsenblockadetheorie zählen u.a.

Neisser und Jadassohn aufgrund eigener histologischer Untersuchungen, die keinen Zusammenhang der Dyshidrosebläschen mit den Schweißdrüsen ergaben; dieser Meinung schlossen sich später u.a. Gans und Unna an (Unna 1903, Dósa 1941). Ebenfalls keinen Zusammenhang mit den Schweißdrüsen fand Asscher in histochemischen Untersuchungen (Asscher 1955).

Simons kam 1966 nach dem Studium von 10.000 Serienschnitten bei 26 Patienten zu dem Ergebnis, daß in der Regel keine Verbindung Bläschen – Schweißdrüsen besteht und es sich in den Ausnahmen um Zufälle handelt.

1.3 Parasiten

Mit dem ausgehenden 19. Jahrhundert gewann die Dermatomikrobiologie zunehmend an Bedeutung, was die Theorien zur „Dyshidrosis" entscheidend beeinflußte. Im Vordergrund steht die Infektion durch **Pilze**, die Dermatomykose. 1892 legte Djelaleddin-Moukhtar detaillierte Untersuchungen über Trichophytien der palmaren und plantaren Regionen vor. Er konnte verschiedene, allerdings nicht näher klassifizierte Pilze nachweisen.

1910 ordnete Sabourand diese Fälle als Epidermophytosen in sein System ein. Während Djelaleddin-Moukhtar noch zwischen den von ihm beschriebenen Pilzkrankheiten und der Dyshidrosis differenzierte, wurde dieser Unterschied in der Folgezeit immer weniger gesehen (Djelaleddin-Moukthar 1892, Simons 1966).

1914 beschrieb Kaufmann-Wolf einen später nach ihr benannten, dem Trichophyton equinum ähnlichen Pilz, den sie bei 17 von 26 Fällen von Dyshidrosis bzw. dyshidrotischem Ekzem in den oberen Epidermisschichten nachweisen konnte. Da sie jedoch auch andere Pilze gefunden hatte, betonte sie, daß durch ihre Untersuchungen keine einheitliche Ätiologie der Dyshidrose gegeben sei. Immerhin waren diese Forschungen so beeindruckend, daß ihnen zahlreiche Mitteilungen aus anderen Kliniken folgten. 1916 veröffentlichte Schramek 55 Fälle mit dyshidrotischem Ekzem, wo ebenfalls in einem Teil der **„Kaufmann-Wolf-Pilz"** gefunden wurde – allerdings auch auf gesunder Haut. In den Fällen, wo der Pilznachweis mißlang, wurde immer dann eine mykotische Ursache angenommen, wenn die Therapie mit Jodtinktur erfolgreich war (Schramek 1916). Eine Reproduktion der dyshidrosiformen Veränderungen durch Infektion mit dem Pilz gelang weder Kaufmann-Wolf noch Schramek.

C. v. Graffenried trat in seinem „Beitrag zur Frage der mykotischen Dyshidrosis (Kaufmann-Wolf)" den experimentellen Beweis an. Da die Pilze sogar dann, wenn sie auf die dyshidrotischen Läsionen aufgebracht wurden, verschwanden, ohne entsprechende pathologische Veränderungen zu bewirken, führte von Graffenried zuvor eine Hydratation und Mazeration der Haut durch. Nach der Infektion mit dem Dermatophyten wurde die Haut weiterhin feucht gehalten (im Sinne einer „feuchten Kammer"). Durch dieses Verfahren konnte eine Infektion erzeugt werden, die klinisch und kulturell gesichert wurde. So meinte v. Graffenried, den von Kaufmann-Wolf gefundenen Pilz als Erreger zumindest in einem Teil der Fälle von Dyshidrosis bewiesen zu haben. Die artefizielle Mazeration der Hornschicht interpretierte er als Hinweis, daß Schwitzen für die Entwicklung der Pilze nicht ohne Bedeutung sei (v. Graffenried 1918).

Zahlreiche weitere Berichte folgten, wobei in bis zu 88% der klinisch als Dyshidrosis klassifizierten Fälle mikroskopisch *Pilzelemente* nachgewiesen wurden (Taniguchi 1927, Leszczynski 1929, Griff und Itkin 1930, Weiss 1930, Jausion, Meunier und Somia 1941). Auch Hefen und Schimmelpilze wurden als Erreger angeführt (Benedek 1929 und 1930, Vilanova 1951).

Der Nachweis des *Kaufmann-Wolf-Pilzes* gelang ebenfalls bei der sog. **„Dyshidrosis lamellosa sicca"**, die eine squamöse Phase der Dyshidrose darstellt und durch feine serpiginöse oder girlandenförmige Schuppung sowie „leere Blasen" charakterisiert ist (Alexander 1926 und 1927, Matras 1929).

Die **Kritik** des Konzeptes, die Dyshidrosis sei durch Pilze verursacht, also eine Dermatomykose, stützt sich auf folgende Punkte:

1. Es gelang nur in einem Teil der Fälle der Pilznachweis, häufig nur an den Füßen, nicht aber an den Händen (Grund 1925, Alexander 1926, Taniguchi 1927, Griff und Itkin 1930, Vilanova 1951).
2. Klinisch wurde nur unzureichend zwischen Dyshidrose und Tinea pedum unterschieden, zum Teil überhaupt nicht (Grund 1925, McLachlain 1934, Simons 1966).
3. Es wurden Saprophyten oder fakultativ pathogene Pilze gefunden (Schramek 1916, v. Graffenried 1918).
4. Die bestehende Funktionseinschränkung der Haut bei Dyshidrose begünstigt die sekundäre Infektion mit Pilzen (Grund 1952).

In diesem Zusammenhang ist das Experiment von v. Graffenried klassisch fehlinterpretiert worden. Die primäre Mazeration der Haut war die Voraussetzung für eine sekundäre artefizielle Infektion mit dem Kaufmann-Wolf-Pilz. Dies belegt die Bedeutung der Mazeration als begünstigenden Faktor bei Pilzinfektionen, nicht aber die des Pilzes bei der Pathogenese der Dyshidrosis.

Die **Bakterien** werden im Vergleich mit den Pilzen selten als eine direkte Ursache der Dyshidrosis angeführt.

Hierzu liegen unter anderem wiederholte Beobachtungen von Milian vor, der in Dyshidrosis-Bläschen vor allem Streptokokken (neben Staphylokokken) nachwies (Milian 1928b und 1930). Rajka hatte bereits 1923 mehrfach Staphylo- und Streptokokken in den Dyshidrosis-Bläschen gefunden. Pautrier und Glasser (1929) fanden ebenfalls Staphylococcus aureus. Fitz-Patrick (1937) beobachtete zahlreiche Fälle von Dyshidrosis in Südwestafrika, als deren Ursache er anaerobe Bakterien vermutete.

Benedek hat wiederholt ab 1927 die Hypothese vertreten, daß die Dyshidrosis das klinische Bild einer Infektion mit dem sog. Bacillus endoparasiticus (Benedek 1929; Benedek und Greif 1930) ist und durch die hämatogene Ausbreitung der Endoparasiten verursacht wird. Der Erreger ist allerdings nicht obligat in den Bläschen nachweisbar (Benedek 1972). Diese Ansicht hat keine weiteren Anhänger gefunden.

Anders steht es um die **Fokus-Theorie**. Kémeri hat als mögliche Infektionsherde u.a. Rheumatismus, Arthritis, Masern, diverse akute bakterielle Infekte sowie als chronische Infektionskrankheiten Tonsillitis, Appendizitis, Syphilis,

Tuberkulose usw. angeführt. Die Pathogenese läuft so ab, daß die Bakterien resorbiert und hämatogen vor allem in die Extremitäten ausgeschwemmt werden, wo die Dyshidrosis entsteht. Daß die Bläschen meist steril sind, wird auf eine *allergische Reaktion* der Haut zurückgeführt, wodurch die Bakterien zerlegt werden und entzündungserregende Produkte entstehen (Rajka 1929, Kémeri 1929, 1930 und 1932). Eine Behandlung des Fokus kann anfangs zur Zunahme der entzündungserregenden Produkte führen und dadurch eine vorübergehende klinische Verschlimmerung auslösen.

1.4 Mykid

Die **Mykid-Theorie** wurde von Jadassohn 1911 entwickelt (ausführliche Darstellung bei Bloch 1928). Sie ist der Fokus-Theorie vergleichbar mit dem Unterschied, daß hier die primäre Infektion durch Pilze erfolgt.

Teleologisch gesehen wurde sie für die Dyshidrosis in der Phase der Theoriendynamik erforderlich, als sich herausstellte, daß die Dyshidrosis nicht auf eine direkte mykotische Infektion der Hände und Füße reduzierbar ist. Zahlreiche Untersucher hatten in mykologischen Untersuchungen zwar einen erfolgreichen Pilznachweis an den Füßen führen können, sie mußten aber zugleich konstatieren, daß die Hautveränderungen an den Händen, und hier speziell die Dyshidrosis-Bläschen, steril waren (Miescher 1928, Walthard 1928).

Eine Erklärung dieser Beobachtung ist mit der Mykid-Theorie möglich. An den Füßen liegt z. B. eine Epidermophytie vor. Durch mechanische oder chemische Alteration bekommen die Pilze Zugang zum Gefäßsystem und werden hämatogen in den Körper ausgeschwemmt. Auf diese Antigenpräsentation erfolgt eine allergische Reaktion in der Haut, die die Pilzelemente zerstört. Das klinische Korrelat der *allergischen Entzündung* ist das Epidermophytid (Walthard 1928). Diese Erklärung wurde von zahlreichen Autoren vertreten (Walthard 1928, Bloch 1929, Miescher 1928 – mit ausführlicher Literatur –, Jadassohn und Peck 1929).

Die Fälle, bei denen auch in den Händen Pilze nachgewiesen werden konnten, erklärte Bloch (1929) als Ausnahme so, daß hier die allergische Reaktion noch nicht ausreichend war, um die hämatogen verbreiteten Keime zu vernichten.

Zudem wurden auch eine lymphogene Ausbreitung der Pilze sowie eine Primärinfektion durch Hefen diskutiert, die sekundär zum sog. Levurid der Hände führt (Ballagi 1936).

Notwendige Merkmale zur Diagnose eines Epidermophytids sind nach Peck
1. die Auslösung des Mykids bei bevorstehender Pilzinfektion in zeitlichem Zusammenhang mit einem mechanischen oder chemischen Trauma;
2. eine positive Reaktion auf Trichophytin im Intrakutantest;
3. ein negatives Ergebnis mykologischer Diagnostik in den Händen;
4. die Abheilung des Epidermophytids erst nach antimykotischer Therapie der Füße.

Peck führte den experimentellen Beweis für die Dermatophytid-Theorie, indem er in einem Fall den *Kaufmann-Wolf-Pilz* zur primären Infektion der

Füße verwandte. Nach 13 Tagen war die Trichophytin-Reaktion positiv, nach weiteren 24 Tagen traten geringe dyshidrotische Hautveränderungen an den Händen auf (Peck 1930). Offen ist, ob die betreffende Person bereits früher einmal eine Dyshidrose hatte.

Auf zwei **Kritikpunkte** der Mykid-Theorie wies Jadassohn selbst bereits 1929 hin: 1. Warum findet sich das Mykid gerade an den Händen? Hierzu wurde von Miescher eine spezielle Affinität der Pilze zum Stratum corneum der Hände und Füße angenommen (Miescher 1929). 2. Des weiteren forderte Jadassohn den Nachweis der Pilze im Blut (wie dies für die Tuberkulose bei den Tuberkuliden erfolgt war). Dieser Nachweis konnte nicht überzeugend geführt werden (Jadassohn 1929, Benedek 1972).

Mit der Dignität der Trichophytin-Reaktion hat sich Simons (1966) intensiv auseinandergesetzt. Er testete 500 Personen und fand bei gesunden Probanden falsch-positive Reaktionen für die Sofortreaktion in 12% und für die Spätreaktion in 14% der Fälle. Bei Wiederholung betrugen die entsprechenden Zahlen 15% und 46%. Dies kann als Hinweis auf eine durch die Testung erfolgte Sensibilisierung interpretiert werden.

Bei Patienten mit Dyhidrosis, aber ohne Dermatomykose, war die Sofortreaktion mit 14%, die Spätreaktion mit 31% falsch-positiv. Die Spätreaktionen waren also doppelt so häufig positiv wie in dem Kontrollkollektiv. Es wurden zusätzlich bei über 25% der Patienten positive Reaktionen auf andere Antigene gefunden, so daß Simons die Patienten mit Dyshidrosis als mögliche „Polyreaktoren" bezeichnet.

„All patient's general reactivity being probably disturbed by some unknown factor" (Simons 1966). Diese Ergebnisse sind kein Beweis der Mykid-Theorie – sie lassen vielmehr an eine Beteiligung immunologischer Reaktionen denken.

1.5 Allergie

Die **Fokus-** und **Mykid-Theorien** haben bereits demonstriert, daß allergologische Modelle zur Erklärung der Dyshidrosis verwandt wurden. Es wurde eine Allergie gegen Mikroorganismen bzw. deren Produkte angenommen. Diese Theorien fanden auch eine direkte Umsetzung in die Therapie, indem entsprechende Extrakte zur Hyposensibilisierung hergestellt wurde (Näheres s. Kapitel 5.1).

Über solche Behandlungen ist noch vor wenigen Jahren berichtet worden (Halmy 1976).

Schuppli fand 1954 bei Patienten mit Dyshidrosis **allergische Reaktionen vom Soforttyp** auf Hausstaub in 25% und auf Blütenpollen in 30% der Fälle. Seine Testergebnisse waren denen bei Asthmatikern ähnlich. Mali et al. haben 1961 auf die Möglichkeit hingewiesen, daß die Dyshidrosis eine Reaktion vom Soforttyp darstellt.

Eine weitere Ursache der Dyshidrosis wird in Medikamenten wie Penicillin, Sulfonamiden und Barbituraten gesehen (Fredericks und Becker 1954). Demnach kann die Dyshidrosis auch als eine Form der **Arzneimittelexantheme** auftreten (vgl. Kapitel 1.7).

Die bisher erwähnten Ansätze haben in den letzten Jahren nur wenig Interesse gefunden in Relation zu den **Metallallergien** und hier besonders der **Nickelallergie.**

Bereits in den 50er Jahren stellten die dyshidrotischen Ekzeme 3% aller Berufsdermatosen dar, und man wußte um die berufliche Verschlimmerung der Erkrankung bei Metallarbeitern (Bory, Guyotjeannin, Negri 1954). Nickel und Chrom sind die häufigsten Allergene bei Berufsdermatosen (Hjorth 1980).

Eine Nickelallergie manifestiert sich an den Händen zu 77% als Dyshidrosis (Christensen und Möller 1975a). Der überwiegende Teil der Patienten mit Nickelallergie sind Frauen. In Dänemark finden sich bei etwa 10% aller Frauen Hinweise auf eine Nickelallergie (Menne 1978, Hjorth, Fregert und Magnusson 1979). Von 222 Personen, die wegen eines allergischen Kontaktekzems eine Erwerbsunfähigkeitsrente beantragten, waren 99 Frauen mit einer Nickelallergie, die in gut der Hälfte der Fälle als berufsbedingt angesehen wurde (Menne und Bachmann 1979). Auch in der Bundesrepublik Deutschland wurde in den letzten Jahren eine starke Zunahme der Nickelallergien konstatiert (Lämmer 1979). Die Ursache hierfür wird in dem erhöhten Kontakt mit Modeschmuck gesehen (Lämmer 1979, Memme und Bachmann 1979, Scheuer 1981). Rystedt und Fischer (1983) fanden bei einem Test von 853 Metallarbeitern bei 2 Männern und 38 Frauen eine Nickelallergie. Bis auf zwei hatten alle Frauen durchbohrte Ohrläppchen. Hieraus läßt sich folgern, daß das Tragen von nickelhaltigen Schmuckstücken in den durchbohrten Ohrläppchen den Grund für die häufigere Nickelallergie bei Frauen darstellt. Diese Erklärung wird gestützt durch eine Untersuchung bei 100 unselektierten Kindern, wo in 20 Fällen (13 Mädchen und 7 Jungen) eine Sensibilisierung bestand. 9 Kinder waren allergisch gegen Nickel und hierunter befand sich nur ein Junge. Auch in dieser Studie wurde eine Nickelallergie gehäuft bei den Kindern beobachtet, die bereits als Säugling oder Kleinkind Ohrlöcher bekommen und entsprechenden Schmuck getragen hatten (Camarasa, Aspiolea, Alomar 1983).

Eine erhöhte berufliche Gefährdung zur Entwicklung einer Nickelallergie besteht nicht allein in der Metallindustrie, sondern z. B. auch im Friseurgewerbe. Lindemayr (1984b) fand beim „Friseurekzem" in 44,7% eine entsprechende Sensibilisierung. Nickel befindet sich u.a. in Detergentien, Shampoos und höher konzentriert in Blondiersubstanzen, Kaltwell- wie auch Dauerwellpräparaten. Des weiteren ist es u. a. in Gemüse nachgewiesen worden. Nickelionen können durch Gummihandschuhe penetrieren, Schweiß und Detergentien setzen dieses Metall auch aus rostfreiem Stahl frei (Katz und Samitz 1975, Wall 1980, Lindemayr 1984b).

Als Kasuistik wurde eine Dyshidrosis bei einer Patientin mit Nickelallergie nach Implantation eines Schrittmachers beobachtet (Landwehr und van Ketel 1983).

Klinische Beobachtungen dyshidrotischer Ekzeme ergaben häufig einen schubweisen Verlauf, wobei bei Patienten mit Nickelallergie die Verschlimmerung des Hautbefundes nicht immer eindeutig mit einem entsprechenden äußeren Kontakt korrelierte (Christensen und Möller 1975a). Mittels entsprechender Provokationstests zeigten Christensen und Möller, daß sich bei 12 Frauen das Handekzem nicht nach äußerlichem Kontakt, wohl aber nach oraler Provokation im Doppelblindversuch in 9 Fällen verschlimmerte (Christensen und Möller 1975b).

Klaschka (1979) hat für diese Ekzemreaktion „von innen her" ein Maximum der Reaktion spätestens nach 24 h beobachtet, die raschere Entstehungsdauer im Vergleich zum Kontaktekzem wird durch die differente Applikationsart begründet.

Zur Sicherung der Diagnose einer Ekzemreaktion „von innen her" fordert Klaschka (1982) neben einer klaren Anamnese den positiven Epikutan- und oralen Provokationstest sowie z. B. eine Lymphozytenstimulation oder -transformation.

Die Beobachtungen bei der oralen Exposition mit Nickel werden gestützt durch Menne und Thorboe (1976), die einen parallelen Verlauf der Nickelausscheidung im Urin und des Aufflammens eines dyshidrotischen Ekzems bei 4 Frauen berichteten.

Eine Konsequenz aus diesen Ergebnissen war die nickelarme Diät. In einem Kollektiv von 28 Patienten mit Nickelallergie konnte in 17 Fällen eine positive orale Provokation durchgeführt werden. Während einer 6 Wochen langen Diät verbesserte sich der Hautzustand bei 9 dieser 17 Patienten. Nach Beendigung der Diät wurde bei 7 der 9 Personen eine Verschlechterung beobachtet. In der Studie konnte allerdings keine Differenz bezüglich der Nickelexkretion zwischen den Therapieversagern und den Therapieerfolgen gemessen werden (Kaaber, Veien und Tjell 1978). Jordan und King (1979) halten die nickelarme Diät für nicht hinreichend begründet, weil sie im Doppelblindversuch mit oraler Provokation keine klare Verschlechterung bei entsprechend Sensibilisierten sahen.

Der Stellenwert des Nickels im pathogenetischen Ablauf der dyshidrotischen Ekzeme wird zunehmend unklar, wenn man registriert, daß die orale Provokation mit Nickel auch bei nicht sensibilisierten Kontrollpersonen zur Auslösung von Ekzemschüben führte (Lampe 1983). Veien und Kaaber sprachen 1976 in diesem Zusammenhang von einer latenten Metallüberempfindlichkeit. Eine Dosisabhängigkeit ist wahrscheinlich (Jordan und King 1979).

Ähnliche Untersuchungen liegen in geringerer Zahl für die **Chromatallergie** vor, die vorwiegend bei Männern gefunden wird (Scheuer 1981). Auch hier ist ein Zusammenhang mit dyshidrotischen Ekzemen bekannt (Mali 1960). In einer Doppelblindstudie bei 31 Patienten mit im Epikutantest verifizierter Chromatsensibilisierung kam es nach oraler Provokation in 11 Fällen zur Verschlimmerung nach alleiniger Chromatgabe, in 3 Fällen nach Chromat- und Placebogabe, und bei 2 Personen führte nur die Placeboapplikation zur Verschlechterung des Hautzustandes (Kaaber und Veien 1977). 1979 wurde bei 2 Patienten ohne Chromatsensibilisierung nach entsprechender oraler Zufuhr sogar eine Befundverbesserung erreicht (Veien und Kaaber 1979).

Die Ergebnisse bei der Testung mit Metallionen sind offensichtlich nicht generalisierbar. Es ist offen, inwieweit bisher noch unbekannte individuelle Faktoren involviert sind. Erst kürzlich hat Tronnier (1983) für die Chromationen gezeigt, daß bei der kutanen Resorption der Ionen individuelle, stoffwechselbedingte Unterschiede existieren.

Zum jetzigen Zeitpunkt läßt sich folgendes als gesichert feststellen:
1.   Die Nickelallergie und das Auftreten von Handekzemen korrelieren. Vor be-

stehende Handekzeme begünstigen die Entwicklung einer Nickelallergie ebenso, wie der bestehenden Nickelallergie später gehäuft Handekzeme folgen (Menegini und Angelini 1979, Menne, Borgan und Green 1982).
2. Die mit einer Nickelallergie verbundenen Handekzeme sind vorwiegend dyshidrotische (Lampe 1983, Lindemayr 1984a).
3. Dyshidrotische Ekzeme haben eine andere, und zwar schlechtere Prognose als die typischen Kontaktekzeme, da sie nicht obligat abheilen, wenn der entsprechende Kontakt (z. B. zu Chrom oder Nickel) gemieden wird (Reichenberger 1972a, Lindemayr 1984a).

1.6 Atopie

Der Begriff „Atopy" wurde 1923 von Coca eingeführt, um die allergischen Erkrankungen zusammenzufassen, bei denen keine eindeutige kontaktallergische Ursache bekannt war und ein hereditärer Ursprung angenommen wurde. Hierzu zählen das endogene Ekzem, die Rhinoconjunctivitis allergica und das Asthma bronchiale (Schadewaldt 1983).

Eine Beziehung der Atopie zu Handekzemen ist häufig. Agrub (1969) fand in einem großen Kollektiv bei Patienten mit Handekzem in 19% Merkmale des Atopie-Syndroms. Die Arbeitsgruppe von Bandmann hat 1972 über das *neurodermitische Handekzem* und 1980 über die *atopische Handdermatitis* berichtet und betont, daß Handekzeme die häufigste kutane „Mani"festation der Atopie darstellen. Hierbei sahen sie in 44% „Zeichen einer dyshidrosiformen Dermatitis" (Breit, Leutgeb und Bandmann 1972, Bandmann und Agathos 1980).

Die Beobachtung dyshidrosiformer Veränderungen bei Patienten mit atopischer Dermatitis ist schon zuvor mitgeteilt worden (Becker 1947). Témine und Oddoze stellten 1967 in einem Kollektiv von 568 Atopikern bei 128 (22,5%) eine Dyshidrosis fest.

Die Neigung zum dyshidrotischen Ekzem bei Patienten mit atopischer Dermatitis ist bekannt (Herzberg 1973, Röckl 1979, Zaun 1980, Braun-Falco und Ring 1984).

Auf der anderen Seite wurde auch die Beziehung der Dyshidrosis zum Atopie-Syndrom untersucht. Bereits im vorigen Kapitel ist erwähnt, daß Schuppli (1954) ein ähnliches Sensibilisierungsprofil wie beim Asthma bronchiale registrierte.

McLachlain fand schon 1934 bei der Dyshidrosis in 17% weitere Merkmale des Atopie-Syndroms.

Unter Hinzunahme der Familie erhöhte sich dieser Anteil bei einer Untersuchung von 131 Patienten auf 41% (Oddoze und Témine 1968).

Die Interpretation dieser Befunde geht in der Regel davon aus, daß die Atopie zur Entwicklung einer Dyshidrosis **prädisponiert** (Young 1964, Oddoze und Témine 1968). Hierfür spricht auch die Untersuchung von Lampe (1983) bei Frauen mit Metallkontaktallergien, der bei den Patientinnen mit Atopie weit häufiger dyshidrosiforme Handekzeme sah. Auf einen nahen Zusammenhang der Dyshidrosis lamellosa sicca mit dem Atopie-Syndrom hat kürzlich Bäurle verwiesen (Bäurle 1984). Die engste Beziehung von Dyshidrosis und Atopie stellte Castelain 1972 in einer zehnzeiligen Kasuistik mit der Bezeichnung „Dyshidrose atopique" her.

Zusammenfassend ist festzuhalten, daß zum einen die atopische Dermatitis die Entwicklung einer Dyshidrosis begünstigen kann und zum anderen unter den Personen mit Dyshidrosis ein erheblicher Anteil selbst oder familiär Merkmale des Atopie-Syndroms aufweist.

1.7 Varia

Eine Beziehung der Dyshidrosis zur **Hyperhidrose** wurde vielfach hergestellt, insbesondere wenn die betreffenden Autoren die Schweißdrüsenblockadetheorie von Fox vertraten (Herrmann, Morrill und Sulzberger 1958). „Die Hyperhydrosis bei gleichzeitiger Abdunstungsbehinderung führt zur Ausbildung eines akrosyringealen intraepidermalen Bläschens, typisch für die genuine Dyshidrosis" (Marghescu 1979).

Ohne Zweifel wurde bei einem Teil der Patienten mit Dyshidrosis zugleich klinisch auch eine Hyperhidrosis diagnostiziert. Es handelt sich aber um kein obligates Merkmal, und die konsequenten Kritiker der Schweißdrüsenblockadetheorie lehnten eine ätiologische Beziehung der beiden Krankheiten ab (McLachlain 1934).

Es ist wiederholt berichtet worden, daß **Arzneimittelexantheme** unter dem Bild einer Dyshidrosis auftreten und verlaufen können (vgl. Kapitel 1.5). Als Auslöser wurden unterschiedliche Pharmaka wie z. B. Analgetika (Salicylate) oder Antibiotika (Penicillin, Neomycin) angeführt (Schuermann 1938, Shelley 1953, Braun-Falco, Plewig und Wolff 1984, Menne 1984).

Eine weitere Ursache der Dyshidrosis sahen Skramlik, Walther und später Musger in **gastroenterologischen Störungen** (Skramlik 1947, Walther 1949, Musger 1967). Diese Meinung wird derzeit nicht mehr vertreten.

Die **neurologische Genese** wurde bereits von Fox selbst vermutet, da seine Schweißdrüsenblockadetheorie auf der Hypothese fußte, es läge eine „Parese der nervösen Versorgung des Schweißapparates" vor (Fox 1873, Korting 1955). Später beobachtete Kreibich (1918) ein einseitiges Auftreten dyshidrotischer Bläschen in einem Areal, dessen Nervenversorgung zuvor traumatisch geschädigt worden war.

Aus der Beobachtung, daß vorwiegend „Vagotoniker" befallen seien, folgerte Leszczynski (1929), daß die vegetative Balance von Sympathikus und Parasympathikus zum letzteren hin verschoben sei.

Eine **psychosomatische Genese** der Dyshidrosis wurde 1934 von Muende angedeutet, der bei fast 50% seiner Patienten als einziges auffälliges Merkmal fand, daß sie aufgrund persönlicher oder beruflicher Probleme psychisch belastet waren. Eine Auslösung psychischer Art wurde durch Kasuistiken wiederholt betont und ist heute für einen Teil der Fälle von Dyshidrosis akzeptiert (Skramlik 1950, Shelley 1953, Braun-Falco, Plewig und Wolff 1984).

Eine ätiologische **Zuordnung zu anderen Dermatosen** wurde wiederholt versucht. Milian meinte, durch mehrere Kasuistiken belegen zu können, daß die Dyshidrosis ein Symptom der Lues im Stadium II sei. In diesem Stadium kommt es bekanntlich an Handinnenflächen und Fußsohlen in typischer Weise zu makulopapulösen Effloreszenzen (Milian 1922 und 1928a). MacArthur und Stewart (1928) wiesen auf einen möglichen Zusammenhang sowohl mit dem Herpes als auch mit dem Pemphigus hin. Arievich (1964) ordnete die dyshidrotischen Ekzeme als eine palmoplantare Variante der Psoriasis ein.

Alle genannten Dermatosen werden heute nicht mehr mit der Dyshidrosis in ätiologischen Zusammenhang gebracht. Sie sind in Einzelfällen gezielt bei der differentialdiagnostischen Abgrenzung zu berücksichtigen, an erster Stelle die Psoriasis pustulosa palmaris et plantaris.

1.8 Das „dyshidrotische Ekzem" – ein Ekzem unklarer Genese

1.8.1 Die „Dyshidrosis" – ein Ekzem[1]

Fox hat die *Dyshidrosis* als eigenständige Entität etabliert. Allerdings konzidierte sogar er eine mögliche Beziehung zum Ekzem: „Eczema may . . . follow the disease, I admit, but not frequently" (Fox 1876, Korting 1955). Seine Schweißdrüsenblockadetheorie, die dem Begriff *Dyshidrosis* zugrunde liegt, hat in den letzten 20 Jahren keine relevante experimentelle oder histologische Bestätigung mehr erfahren. Das Gros der Autoren folgt eher Hutchinson, der eine Ausscheidung seröser Flüssigkeit aus tieferen Hornschichten als pathogenetisches Moment annahm, denn diese Hypothese ist mit der Klassifikation der „Dyshidrosis" als Ekzem vereinbar (Hutchinson 1876, Musger 1967).

Braun-Falco, Plewig und Wolf stellen 1984 zu diesem Krankheitsbild fest: „Neuerdings wird es den Dermatitis- und Ekzemerkrankungen zugeordnet."

Tatsächlich haben diese Zuordnung u. a. bereits Kaposi wie auch Brocq vollzogen (Dósa 1941). Hebras Ekzembegriff erlaubt es, die Dyshidrosis hier einzuordnen (Unna 1903). Alexander konstatierte aufgrund eigener histologischer Untersuchungen 1927: „Man wird, wie auch Török ausführt, nicht sehr fehlgehen, wenn man diesen Prozeß klinisch und mikroskopisch mit dem Ekzem der Handteller und Fußsohlen identifiziert."

Dieser Klassifikation schlossen sich weitere Dermatologen aus verschiedenen Ländern an (Muende 1934, Darier 1948, Grosshans und Dakhel 1968, Whitlock 1980).

Schönfeld schrieb 1969 in seinem Lehrbuch: „Histologisch handelt es sich um die Ausbildung intraepidermaler Bläschen. Die Einbeziehung der Ausführungsgänge der Schweißdrüsen ist ein zufälliger Befund." Darier (1949) hatte zuvor betont, daß die Bläschen aus einer Spongiose entstehen.

---

[1] Es wird nicht differenziert zwischen den Begriffen „Ekzem" und „Dermatitis". Daß diese Bezeichnungen im deutschsprachigen Raum als Synonyma verwendet werden, belegen z.B. das „endogene Ekzem" und die „atopische Dermatitis". Auf die Problematik des Ekzembegriffs wird kurz in Kapitel 7 eingegangen.

Die eigene Auffassung stützt sich hinsichtlich der Histologie und der daraus resultierenden klinischen Klassifikation der Dyshidrosis als „Ekzem" vor allem auf zwei Arbeiten.

Simons hat 1962 und in 2. Auflage 1966 mit seinem Buch „Eczema of the Hands. Investigations into Dyshidrosiform Eruptions" die letzte umfassende Untersuchung zum Thema dieser Arbeit vorgelegt. Wie bereits in Kapitel 1.1 erwähnt, lehnt er aufgrund eigener histologischer Untersuchungen die Theorie von Fox ab mit der Konsequenz, den Terminus „Dyshidrosis" durch „Pompholyx" oder die von ihm geprägte Bezeichnung „Acrovesiculatio recidivans" zu ersetzen (Simons 1966).

Wurzel und Kutzner haben 1983 über die ultrastrukturellen Merkmale der Bläschen von 15 Patienten mit den klinischen Diagnosen „genuine Dyshidrosis, dyshidrosiformes Ekzem bei Kontaktallergie oder Atopie und dyshidrosiforme Tinea" wie folgt berichtet:

„1. Morphologisch finden sich keine Hinweise, daß die Schweißdrüsenausführungsgänge an der Pathogenese der sog. Dyshidrosis beteiligt sind, mehr noch, sie werden auch nicht in den Krankheitsprozeß der Spongiose einbezogen. Die Hypothese, es handele sich bei den Vesikeln um „intraepidermale Schweißretentionszysten" (1) konnten wir widerlegen . . .   2. Ätiologisch unterschiedliche dyshidrosiforme Reaktionen zeigen auch bei ultrastruktureller Untersuchung ein gleichartiges Bild. Die Haut der Palmoplantarregion antwortet also auf polyätiologische Reize im Sinne einer réaction cutanée. In jedem Fall entsteht eine Spongiose, die sich unter einer verdickten Hornschicht als dyshidrosiformes Bläschen manifestiert."

Die Spongiose entsteht aus einer Mikroakantholyse, nachdem ein interzelluläres Ödem zur Ruptur von Desmosomen geführt hat. Die gleichen Befunde findet man z. B. beim allergischen Kontaktekzem (Metz 1970, Wurzel und Kutzner 1983).

An der Klassifikation der Dyshidrosis als Ekzem stört die klinische Beobachtung, daß die Bläschen sich makroskopisch in anscheinend unveränderter Haut bilden. Man sieht oft primär keine Rötung, obwohl histologisch ein perivaskuläres Infiltrat nachweisbar ist und die Gefäße speziell in den Papillen weitgestellt sind (Wurzel und Kutzner 1983). Die Ursache dieser Beobachtung ist die im Vergleich zum übrigen Integument veränderte Epidermis der Palmoplantarregion mit einem um das 20- bis 40fache verdickten Stratum corneum, was zudem – wie wiederholt festgestellt wurde – die Bildung der subkornealen intraepidermal gelegenen „Dyshidrosis-Bläschen" begünstigt (Kaposi 1880, Unna 1903, Schuermann 1938, Strempel 1956, Simons 1966, Grosshans und Dakhel 1968, Wurzel und Kutzner 1983).

Da das histologische Bild der *Dyshidrosis* als geklärt angesehen werden kann, sind im Rahmen dieser Untersuchungen keine erneuten mikroskopischen Studien durchgeführt worden, nicht zuletzt auch deshalb, weil Probeexzisionen in den palmaren und plantaren Regionen aufgrund der obligaten (Schmerzen, verzögerte Heilung, Ruhigstellung) und potentiellen Nebenwirkungen (Infektionsrisiko, sekundäre Narbenbildung) den Patienten nur bei strenger Indikation zuzumuten sind. Herrmann, Morrill und Sulzberger stellten bereits 1958 fest, daß nur wenige Patienten einer Probeexzision in dieser Region zustimmten. Wurzel berichtete über subjektive Beschwerden seiner Patienten (Wurzel 1982, mündliche Mitteilung).

1.8.2 Unklare Genese der „Dyshidrosis"

Die unterschiedlichen ätiologischen Ansätze wurden in den vorhergehenden Abschnitten dargestellt. Auch heute existiert keine geschlossene Theorie zur Genese der Dyshidrosis. Wie seit dem Beginn dieses Jahrhunderts werden verschiedene Faktoren angeführt; das Krankheitsbild gilt als **polyätiologisch**.

Ein Unterschied besteht allerdings in der Zusammensetzung der angeführten Ursachen: Die **Parasiten** waren bis in die 50er Jahre fester Bestandteil aller Subklassifizierungen zur Dyshidrosis, sei es als „parasitäre Dyshidrosis" (Sabourand 1922, Rajka 1923), als „externe" Form (Legrain 1922), als Typ der „Dyshidrosis simplex" (Garnier 1930), als „dyshidrotische Mykose" oder „Pyodermie" (Schuermann 1938).

Miescher bemerkte 1928: „Die mykotische Dyshidrosis der Füße ist in der Mehrzahl der Fälle pustulös." Der klinische Unterschied zwischen Vesikeln und Pusteln wurde vielleicht von einigen Autoren zu wenig beachtet, andere trennten die Mykosen bewußt als „Pseudodyshidrosis parasitaria" (Pjatkin 1925) oder kürzer „Pseudo-dyshidroses" (Sicoli 1924) ab.

Der Haupterreger dieser Form der *Dyshidrosis*, das Epidermophyton interdigitale Kaufmann-Wolf, ist identisch mit dem Trichophyton mentagrophytes (Götz 1958). Die Klassifikation des früheren *Kaufmann-Wolf-Pilzes* als Trichophytonart wurde allerdings noch einmal 1964 von Gerenćer bestritten mit dem Argument, daß speziell der Kaufmann-Wolf-Pilz Bläschen an den Händen verursache, die amykotisch seien.

Der Autor macht sich hier eine **Schwäche** der Dermatophytentheorie, daß nämlich an den Händen der Pilzenachweis häufig mißlang, als Argument **für** die Existenz des spezifischen von Kaufmann-Wolf beschriebenen Erregers zunutze.

Mit zunehmender Kenntnis der Sekundärinfektionen von Ekzemen durch Bakterien wurde diese Möglichkeit auch für die Dyshidrosis akzeptiert (Sutton und Sutton 1949, Götz und Röckl 1952).

Heute wird eine primär infektiöse Genese der *Dyshidrosis* nicht mehr diskutiert, es erfolgt allerdings weiterhin in Einzelfällen eine klinische differentialdiagnostische Abgrenzung zur „dyshidrosiformen Tinea" (Marghescu 1979).

Die **Mykid-Hypothese** wird dagegen immer noch als eine ätiologische Möglichkeit akzeptiert (Rook, Wilkinson und Ebling 1979, Marghescu 1979, Steigleder 1979, Nasemann und Sauerbrey 1981, Braun-Falco, Plewig und Wolf 1984). Allerdings wird das folgende Postulat von Bloch aus dem Jahre 1928 heute für die *Dyshidrosis* angefochten: „Mit der Annahme der Entstehung von Trichophytiden durch hämatogene Pilzelemente ist also mit einer absolut feststehenden Tatsache zu rechnen." Von einer *Tatsache* kann keine Rede sein.

Schwächen der Theorie wurden bereits in Kapitel 1.4 erwähnt. Typisch für den Status praesens sind die einführenden Worte von Marghescu (1979): „Die allgemein akzeptierte, wissenschaftlich jedoch kaum belegte Vorstellung über die Entstehung einer dyshidrosiformen Mykidreaktion postuliert die hämatogene ‚Streuung' . . ."

Kaaman und Torssander haben 1983 in der Arbeit „Dermatophytid – a Misdiagnosed Entity?" bei klinischer Diagnose des *Dermatophytids* eine hohe
Fehlerquote nachgewiesen. Sie fordern den positiven Ausfall der mykologischen Kultur und der Trichophytin-Reaktion. Daß auch dies nicht ausreicht,
wenn mykologische Saprophyten oder nur fakultativ pathogene Pilze nachgewiesen werden, hat Simons (1966) betont.

Die Dignität der Trichophytin-Reaktion wird von Male, Nolting und Fegeler
wegen der Unspezifität der Antigene als gering angesehen (Male 1981, Nolting
und Fegeler 1984). Die Hypothese, die *Dyshidrosis* sei ein Mykid, ist bis heute
nicht bewiesen (Nolting und Fegeler 1984). Male (1981) hält die postulierte Kausalbeziehung Mykose/Mykid grundsätzlich für unbeweisbar.

Wiederholt sei hier das Fazit, daß Simons 1962 und 1966 nach intensiver Auseinandersetzung mit der Mykid-Theorie zog:

„However, the ‚myth of the mycid' of many cases of ‚dyshidrosis' will not be
eradicated soon. According to Hunter, it takes one year (or even less!) to introduce a theory, but 25 years (or much longer) to weed out an erroneous one." An
anderer Stelle:

„This concept is more accepted as a dogma by text book tradition than as an
academically proven fact" (Simons 1966).

Ein Bezug der *Dyshidrosis* speziell zu **Metallallergien** ist wiederholt nachgewiesen worden (siehe Kapitel 1.5). Die *Dyshidrosis* kann aber wegen ihres
Verlaufs nicht als Form des Kontaktekzems verstanden werden, da sie nicht obligat abheilt, wenn die Allergenkontakte fehlen. Die Ergebnisse der oralen Provokationen insbesondere mit Nickel sind nicht eindeutig. Der Pathomechanismus
ist unklar: Kann der immunologische Reaktionstyp als Allergietyp IV (oder I)
nach Coombs und Gell eingeordnet werden?

Ein persönlicher oder familiärer Bezug zum **Atopie-Syndrom** wurde in bis zu
41% gefunden (Oddeze und Témine 1968). Andere Autoren fanden diesen Zusammenhang auch, allerdings bei einem geringeren Teil ihrer Patienten (Rook,
Wilkinson und Ebling 1979).

Es ist offen, welcher Zusammenhang zwischen der Dyshidrosis und dem
Atopie-Syndrom besteht. Handelt es sich um Zufallsbefunde? Ist das Atopie-
Syndrom ein prädisponierender Faktor? Ist die Dyshidrosis ein Teil des Syndroms?

Schließlich ist wiederholt eine **„vegetative Dysregulation"** im Zusammenhang mit der Dyshidrosis vermutet worden (Marghescu 1979; vgl. Kapitel 1.7).

Ist z.B. eine Hyperhidrosis vermehrt bei Patienten mit Dyshidrosis objektivierbar? Lassen sich andere Hinweise für ein verändertes vegetatives Reaktionsmuster finden? Lassen sich Beziehungen zu einem psychosomatischen Konzept
der Dyshidrosis herstellen?

Die offenen Fragen überwiegen!

Greenbaum konstatierte 1922: „Pompholyx is a clinical entity whose cause
remains unknown."

1.8.3 Problematik der Begriffe „Dyshidrose, Dyshidrosis, dyshidrotisch und dyshidrosiform"

Die Begriffe *Dyshidrose* und *Dyshidrosis* werden synonym benutzt. Sie beinhalten, wie auch das Adjektiv *dyshidrotisch*, die als falsch erkannte *Schweißdrüsenblockadetheorie*.

Im deutschsprachigen Raum sind diese Begriffe traditionell noch dominierend, während in den angloamerikanischen und skandinavischen Ländern der Terminus *Pompholyx* vermehrt benutzt wird (McLachlain 1934, Benedek 1970, Veien und Kaaber 1979, Rock, Wilkinson und Ebling 1979). *Pompholyx* ist wie die Bezeichnung *Acrovesiculatio recidivans* von Simons im Gegensatz zu *Dyshidrosis* rein deskriptiv und deshalb auch problemlos vereinbar mit der Interpretation als *réaction cutanée*. Diese Sicht, daß die *Dyshidrosis* ein unspezifisches Reaktionsmuster der Haut der Handinnenflächen und Fußsohlen widerspiegelt, ist bereits bei Brocq nachweisbar (McLachlain 1934). Strempel wandte sich 1956 gegen die Verwendung des Begriffs *dyshidrosiform*:

„Wir haben in ihr (der Dyshidrosis, Anmerkung des Autors) ein polyätiologisches, individuelles Syndrom vor uns, bei dem das Erscheinungsbild im wesentlichen nicht durch die auslösende Noxe sondern die dispositionell bedingte Reaktionsart der Haut bestimmt wird. Da wir somit in der Dyshidrosis ganz allgemein eine ‚réaction cutanée' sehen, sprechen wir von dyshidrotischen, nicht von dyshidrosiformen Erkrankungen." Die Argumentation gegen die Bezeichnung „dyshidrosiform" ist schlüssig. In letzter Konsequenz muß aber der Begriff *Dyshidrose* selbst auch abgelehnt werden, da er falsch ist. Auf der anderen Seite ist nicht schlüssig, dann, wenn die *Dyshidrosis* abgelehnt wird, noch die Bezeichnung *dyshidrosiform* zu benutzen, denn eine Bild-Urbild-Relation ist nicht mehr aufrechtzuerhalten, wenn man das Urbild, die *Dyshidrosis*, eliminiert hat.

Formal gesehen sollten somit nur die Termini *Pompholyx* oder *Acrovesiculatio recidivans* zum jetzigen Zeitpunkt verwandt werden.

Da aber beabsichtigt ist, im Rahmen dieser Arbeit ein eigenes Konzept zu entwickeln, ist bis dahin die Verwendung des eingeführten Begriffes „Dyshidrosis" noch vertretbar.

1.8.4 Untersuchungsziele

Da das *dyshidrotische* Ekzem in nahezu jeder Beziehung unklar ist und größere systematische Studien nach 1966 (Simons) nicht erfolgten, sind weitere Untersuchungen mit folgender Zielsetzung sinnvoll:

1. Bei einem Patientenkollektiv mit *Dyshidrosis* oder *dyshidrotischem Ekzem* sollen die klinischen Merkmale der Krankheit überprüft bzw. bestimmt werden.
2. Auslösende Faktoren sollen ebenso wie die psychosozialen Folgen erfaßt werden.
3. Mittels nichtinvasiver Meßmethoden sollen objektive Daten zur Hautfeuchtigkeit, Feuchtigkeitsabgabe und Temperatur im Vergleich zu gesunden

Probanden erhoben werden, um u. a. zur *vegetativen Dysregulation* Stellung nehmen zu können.

4. Allergologische und mykologische Befunde sollen hinsichtlich ihrer ätiologischen Relevanz bestimmt werden.
5. Sind bei der *Dyshidrosis* Entzündungsmediatoren nachweisbar?
6. Das Verhältnis zum Atopie-Syndrom soll charakterisiert werden.
7. Die eingeführten Therapieverfahren werden dargestellt und neue sollen entwickelt werden.
8. Die Ergebnisse sollen in ein möglichst einheitliches Krankheitskonzept eingebracht werden.

2 Klinische Untersuchungen

Die Untersuchungen erfaßten 58 Patienten, die in den Jahren 1981 bis 1983 wegen einer Dyshidrosis in der Universitäts-Hautklinik behandelt und bei denen die klinischen Diagnosen *Dyshidrose, Dyshidrosis, dyshidrotisches oder dyshidrosiformes Ekzem* von mindestens 2 Dermatologen gestellt worden waren. Alle Patienten wurden anläßlich der hygro- und thermometrischen Untersuchungen in dem Zeitraum von Oktober bis Dezember 1983 erneut klinisch untersucht und hatten ekzematöse Hautveränderungen (Bläschen, Rötung oder Schuppung). Die erhobenen Befunde werden im folgenden berichtet.

Da hinsichtlich der hygro- und thermometrischen Studien kein Vergleich mit Referenzkollektiven anderer Autoren möglich war, wurden diese Untersuchungen gleichzeitig auch an einer Kontrollgruppe von 50 freiwilligen Probanden durchgeführt.

Ein Teil der Patienten, der in Therapiestudien aufgenommen wurde, wird auch derzeit noch regelmäßig kontrolliert und betreut.

2.1 Statistik

Die Auswertung der Daten der klinischen und experimentellen Untersuchungen erfolgte mit dem Statistikprogramm für die Sozialwissenschaften (SPSS9) (Beutel und Schubö 1983). Eine *Signifikanz* wurde dann für Differenzen oder Korrelationen angenommen, wenn die Irrtumswahrscheinlichkeit kleiner als 5% war.

2.2 Durchschnittsalter

Zum Stichtag 1.1.84 betrug das Durchschnittsalter der 58 Patienten 32,2 Jahre mit einer Schwankungsbreite von 11 bis 68 Jahren. Die Abb. 1 verdeutlicht, daß die meisten Patienten zwischen 20 und 50 Jahre alt waren.

Der Vergleich mit der Kontrollgruppe ist in bezug auf deren Durchschnittsalter von 30,5 Jahren bei 17 Jahren für den jüngsten und 55 für den ältesten Probanden möglich. Ein Unterschied in der Verteilung auf die Altersklassen besteht insofern, als in dieser Gruppe relativ mehr der Klasse 3 angehören, während im Patientenkollektiv die Klasse 4 relativ stärker ist (Abb. 2).

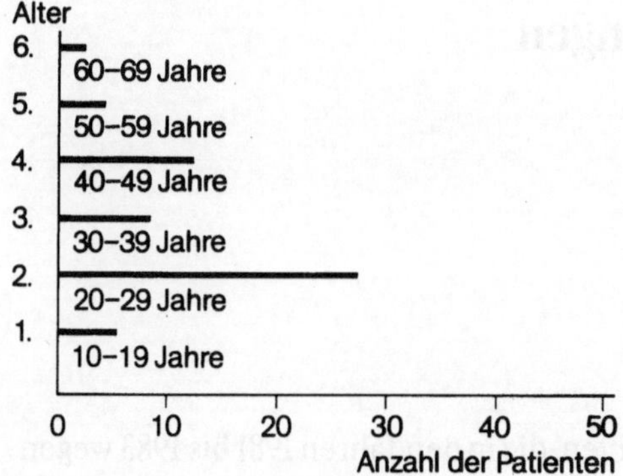

Abb. 1. Verteilung der Patienten auf die Altersklassen

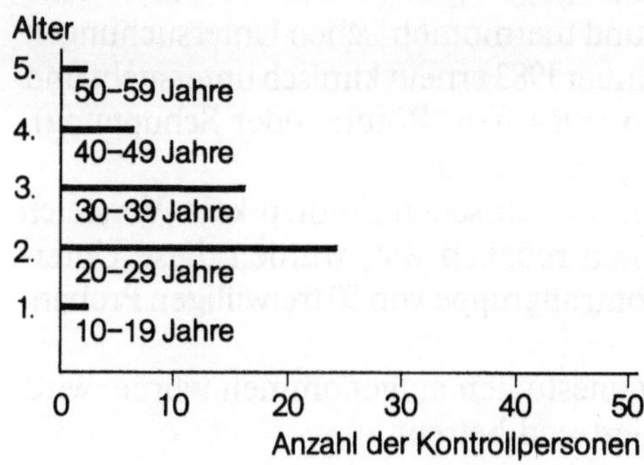

Abb. 2. Verteilung der Kontrollpersonen auf die Altersklassen

2.3 Geschlechtsverteilung

Im untersuchten Krankengut dominierten 40 Frauen gegenüber 18 Männern (Verhältnis 2,2:1), während das Kontrollkollektiv mit 26 Frauen und 24 Männern praktisch ausgewogen war (Verhältnis 1:1,04). Aufgrund dieser Diskrepanz werden bei Vergleichen die Kollektive hinsichtlich der Geschlechter getrennt. Ob das Überwiegen des weiblichen Geschlechts typisch für die Dyshidrosis ist, können nur weitere Untersuchungen an größeren Kollektiven klären. Daß hier viele Fehler möglich sind, belegen die Untersuchungen zur Geschlechtsverteilung bei der Neurodermitis. Schnyder fand 1960 bei 184 Kranken ein Überwiegen des weiblichen Geschlechts von 2:1, während Wüthrich 1975 bei 174 Patienten ein ausgeglichenes Verhältnis von 1:1 feststellte.

2.4 Manifestationsalter und Verlauf

Die Erkrankung bestand zum Zeitpunkt der Untersuchung durchschnittlich 62,3 Monate (Minimum: 3, Maximum: 450 Monate). Damit beträgt das Lebensalter

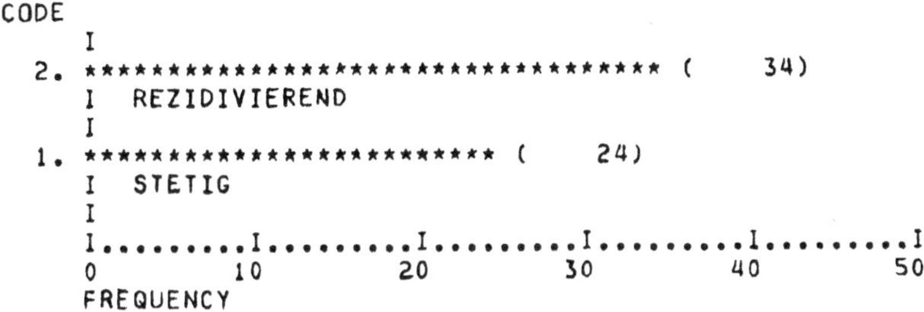

Abb. 3. Krankheitsverlauf

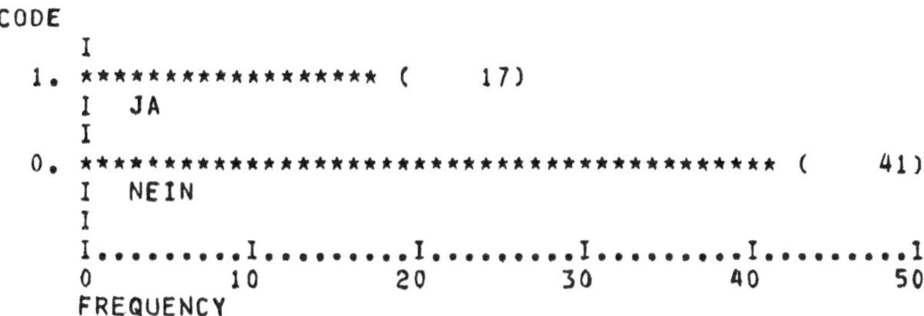

Abb. 4. Saisonabhängigkeit

bei der Erstmanifestation im Durchschnitt 27 Jahre. Es handelt sich somit um eine Erkrankung der jungen Erwachsenen, die in der Regel erst nach dem Abschluß der Ausbildung auftritt.

Der Krankheitsverlauf ist rezidivierend mit erscheinungsfreien Phasen bei 34 Patienten, bei den restlichen 24 sind chronisch Hautveränderungen vorhanden, die allerdings auch in ihrer Intensität schwanken (Abb. 3).

Eine Abhängigkeit von der Jahreszeit vermuteten 17 Patienten. 41 sahen einen solchen Zusammenhang nicht (Abb. 4). Es konnte keine Jahreszeit als eindeutig begünstigend für die Dyshidrosis erkannt werden. Nur indirekt ergibt sich insofern ein Hinweis auf die wärmeren Monate des Jahres, als kein Patient den Winter als verschlimmernd anführte. Dieses Ergebnis steht im Widerspruch zu Bory et al., die 1954 73% der dyshidrotischen Ekzeme zwischen Mai und Oktober beobachten.

2.5 Klinisches Bild

2.5.1 Symmetrischer Befall

Um Ursachen einer möglichen Befunddifferenz erfassen zu können, wurden alle Patienten befragt, ob sie Rechts- oder Linkshänder seien. Nur ein Patient war

Linkshänder, 57 waren Rechtshänder. Somit ist dieses Merkmal nicht differenziert zu berücksichtigen.

Das klinische Bild unterschied sich bei einigen Patienten geringgradig im
rechts-links-Vergleich. Diese Differenzen führten zum Teil zu einer links- und
zum Teil zu einer rechtsseitigen stärkeren Ausbildung einzelner Symptome
(Bläschen, Rötung oder Schuppung). Die Bevorzugung einer bestimmten Seite
wurde nicht festgestellt.

Dagegen überwiegt der Befall der Hände in 57 von 58 Fällen klar gegenüber
dem der Füße bei 21 Patienten (Abb. 5 und 6). Nur eine Frau hatte zum Zeitpunkt der Untersuchung keine Veränderungen an den Händen, wohl aber eine
plantare Dyshidrosis. 37mal waren die Füße nicht beteiligt. In einem Fall waren
geringgradig Veränderungen nur der rechten Fußsohle bei Zustand nach Abheilung der linksseitigen plantaren Dyshidrosis zu sehen. (Die mykologischen
Untersuchungen fielen negativ aus.)

Das Verhältnis von Hand- und Fußbefall kann mit dem verglichen werden,
das Rook, Wilkinson und Ebling (1979) berichteten. Sie fanden einen Befall nur
der Hände in 80%, der Hände und Füße in 12% und nur der Füße in 8%. Die entsprechenden Werte für unser Kollektiv betragen 64%, 34% und 2%. Eine Differenz besteht insofern, als der Anteil der Patienten mit palmaren und plantaren
Veränderungen bei uns höher ist.

Somit ist festzustellen, daß die Dyshidrosis symmetrisch an Händen
und/oder Füßen auftritt. Die Hände sind bevorzugt befallen (Griff und Itkin

```
CODE
    I
 3. ****************************** (     57)
    I BEIDE
    I
 0. ** (      1)
    I KEINE
    I
    I.........I.........I.........I.........I.........I
    0        20        40        60        80       100
    FREQUENCY
```
Abb. 5. Handbefall

```
CODE
    I
 3. ******************** (     20)
    I BEIDE
    I
 2. ** (      1)
    I RECHTS
    I
 0. ************************************** (     37)
    I KEINE
    I
    I.........I.........I.........I.........I.........I
    0       10        20        30        40        50
    FREQUENCY
```
Abb. 6. Fußbefall

1930). Dieses Ergebnis stimmt mit den Beobachtungen anderer Autoren überein (Simons 1966, Marghescu 1979).

2.5.2 Bläschen

Die Merkmale *Bläschen, Rötung* und *Schuppung* wurden mittels einer 4-Punkte-Skala von 0–3 klassiert. Bei den Bläschen erfolgte die Einstufung nach folgenden Kriterien:
0 = nichts (keine Bläschen),
1 = gering (weniger als 10 Bläschen pro Extremität),
2 = erheblich (mehr als 10 Bläschen an mindestens einer Extremität),
3 = stark (insgesamt mehr als 60 Bläschen).
Es zeigt sich eine gleichmäßige Verteilung auf die Klassen 0, 1 und 2 (Abb. 7). Die meisten Patienten hatten Bläschen in geringer oder erheblicher Ausprägung, wie auf Tafel 1 (S. 23) zu sehen ist. Zum Zeitpunkt der klinischen Untersuchung lag bei keinem Patienten eine starke Bläschenbildung vor. Dagegen sah man bei einem Drittel überhaupt keine Bläschen.

Dieses Ergebnis ist zunächst erstaunlich, da die Bläschenbildung für die Dyshidrosis pathognomonisch ist. Es erklärt sich daher, daß die Patienten zu fest vereinbarten Terminen von uns klinisch untersucht wurden. Diese Termine „trafen" in der Regel nicht einen akuten Schub von Bläschenbildung. Zum (früheren) Zeitpunkt der Diagnosestellung zeigten dagegen alle Patienten Bläschen.

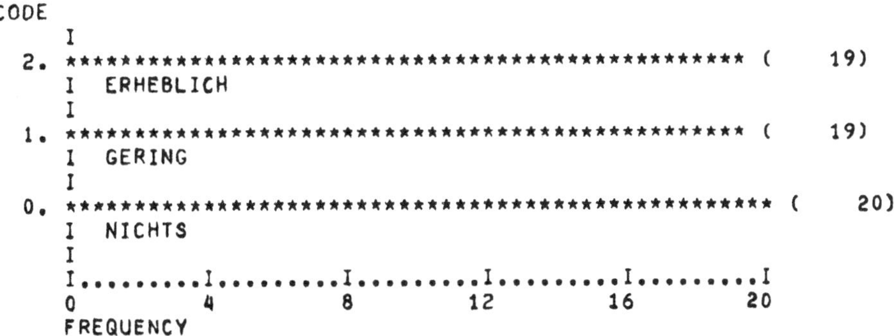

Abb. 7. Stärke der Bläschen

2.5.3 Rötung

Das Merkmal *Rötung* wurde klassiert als
0 = nichts (keine Rötung),
1 = gering (begrenzte Rötung),
2 = erheblich (Rötung von mindestens z. B. 3 Fingern pro Hand oder des Areals eines Daumenballens),
3 = stark (großflächige palmare oder plantare Rötung).

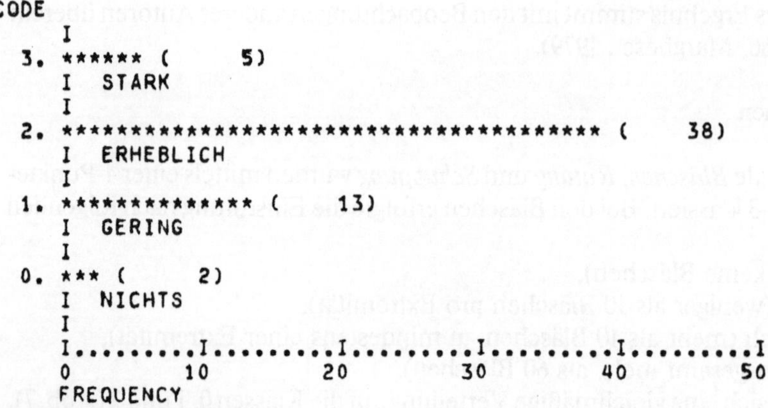

Abb. 8. Stärke der Rötung

Bei den meisten Patienten war die Rötung erheblich (Abb. 8). Nur in 2 Fällen war keine Rötung zu sehen. Nahezu 3/4 der Kranken hatten eine erhebliche oder starke Rötung (Tafel 3, S. 24 und vgl. Tafel 4, S. 24).

Diese Beobachtung differiert von der anderer Autoren, die die Rötung nur als fakultatives Merkmal der Dyshidrosis ansehen (Marghescu 1982).

Die Erklärung hierfür ist die gleiche wie im vorigen Abschnitt: Die Rötung tritt im Verlauf des akuten Dyshidrosisschubes auf. Sie kann sich erst einstellen, nachdem bereits Bläschen aufgetreten sind, und besteht häufig über die Phase der Bläschenbildung hinaus. Hierauf wird noch in Abschnitt 2.5.6 eingegangen (vgl. Abb. 11).

2.5.4 Schuppung

Die Klassierung des Merkmals *Schuppung* erfolgte analog zur *Rötung* mit
0 = nichts (keine Schuppung),
1 = gering (begrenzte Schuppung),
2 = erheblich (Schuppung von mindestens z. B. 3 Fingern pro Hand oder des Areals eines Daumenballens),
3 = stark (großflächige palmare oder plantare Schuppung).

Mehrheitlich war die Schuppung gering bis erheblich ausgeprägt (Abb. 9). Die Schuppung löst zeitlich als reaktive Phase die Bläschenbildung ab. Diese Beobachtung ist analog zu dem bekannten Ablauf aller Formen von akuten Ekzemen. Die Schuppung ist das am längsten auffällige Symptom im Verlauf eines Dyshidrosisschubs (Tafel 2, S. 23) (McLachlain 1934). Eine Minimalvariante stellt die *Dyshidrosis lamellosa sicca* dar, bei der das Stadium der Bläschenbildung oft nicht bemerkt wird (Tafel 5, S. 25). Diese Form ist subjektiv in der Regel nur kosmetisch störend (Paschkis 1912).

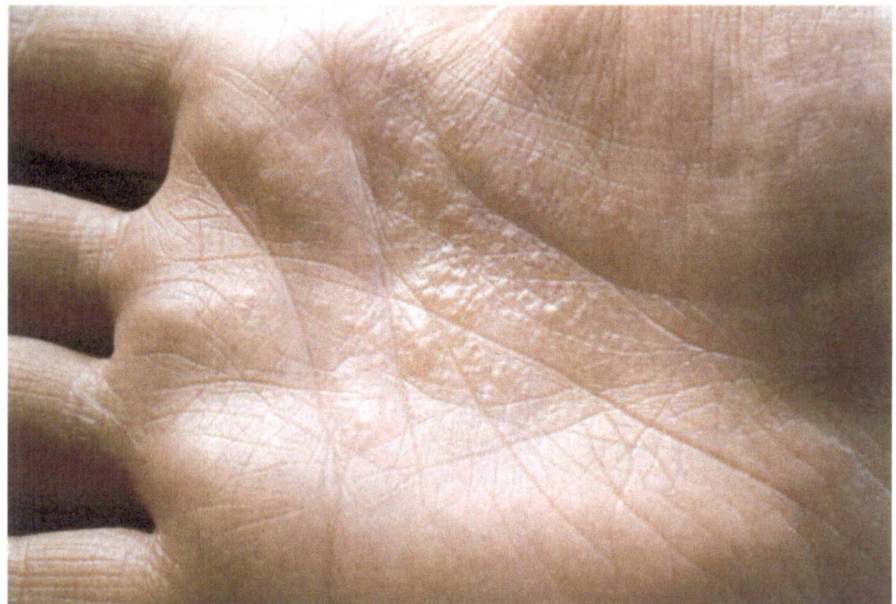

Tafel 1. Bläschen in erheblicher Ausprägung

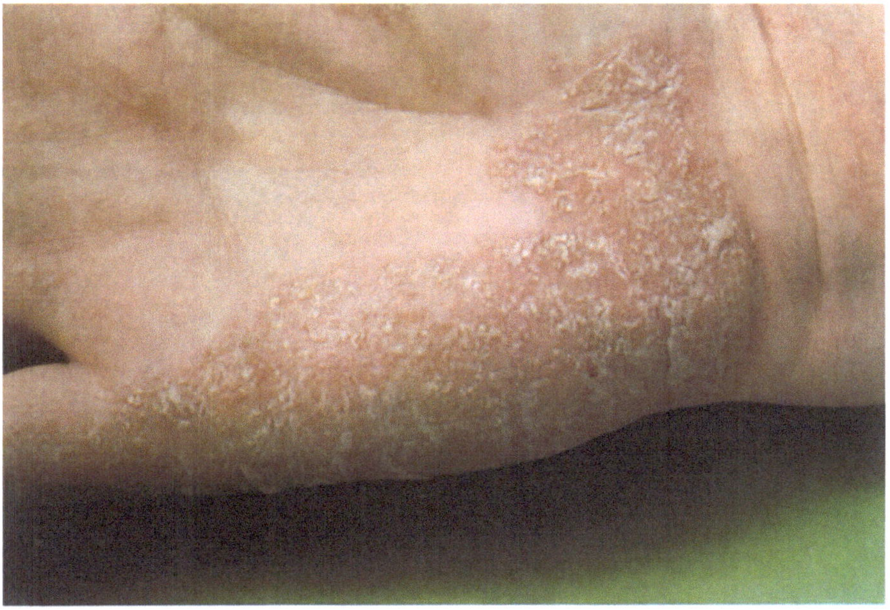

Tafel 2. Starke Schuppung

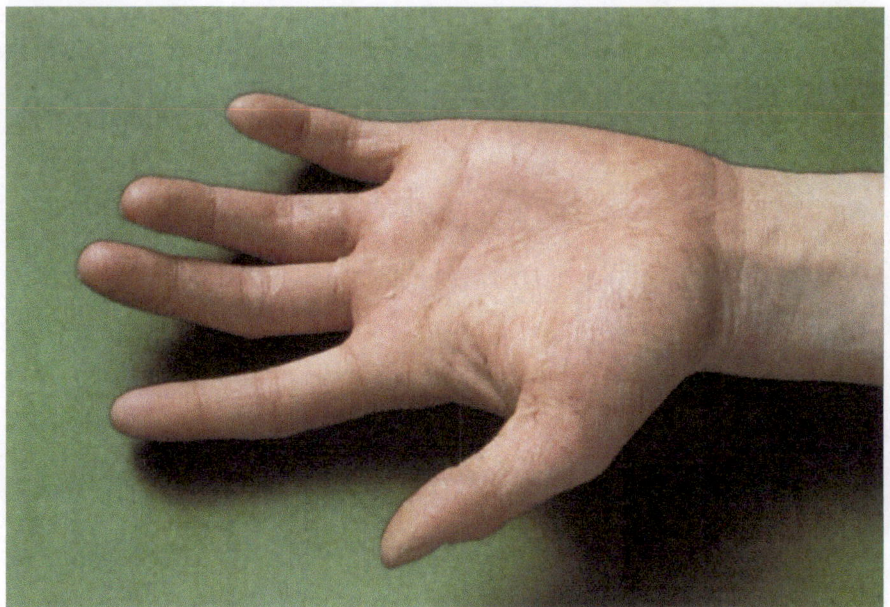

Tafel 3. Starke palmare Rötung

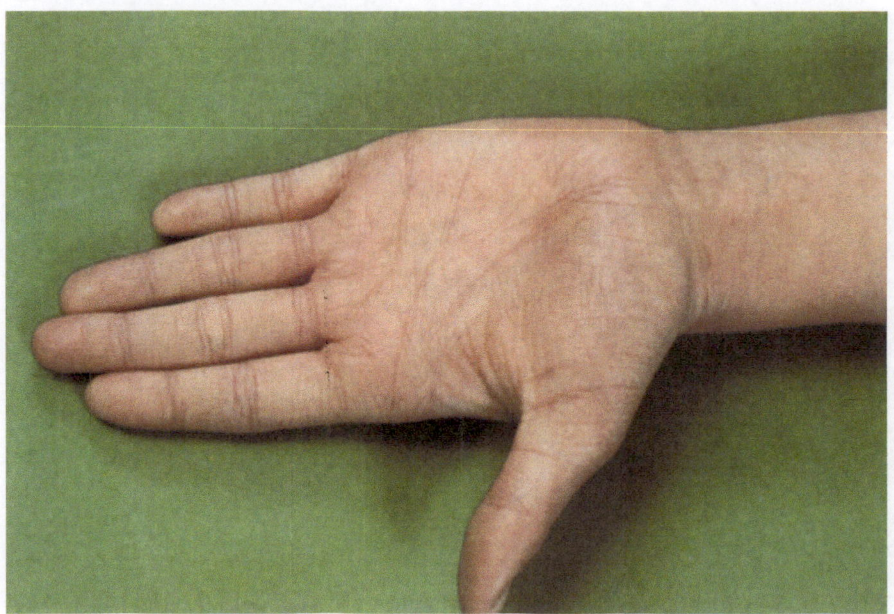

Tafel 4. Dieselbe Hand ohne Rötung im Vergleich nach 4wöchiger lokaler PUVA-Therapie. Beachte die verstärkte Furchung der Handlinien durch eine assoziierte autosomal dominante Ichthyosis vulgaris. (Nähere Therapiedaten finden sich in Kapitel 6.3 unter der Patientennummer 7)

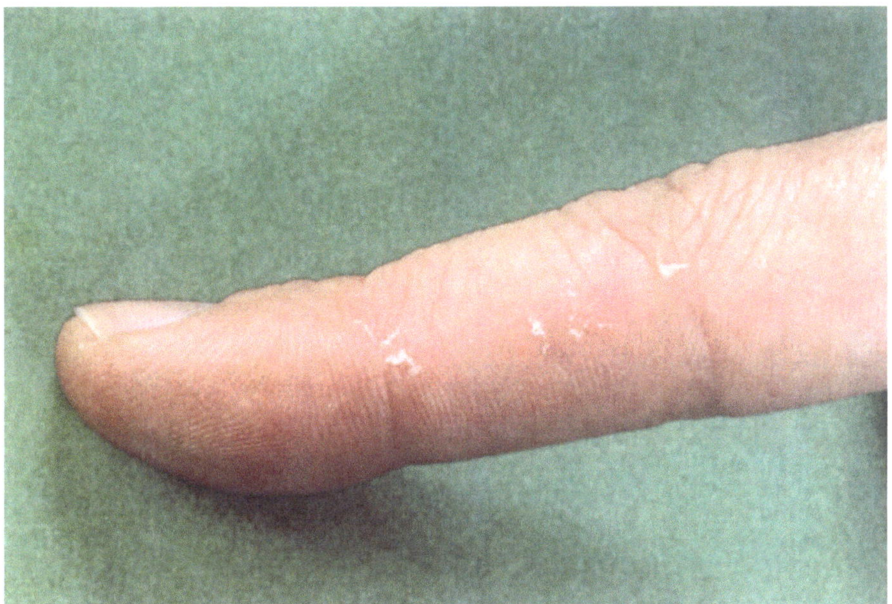

Tafel 5. „Dyshidrosis lamellosa sicca" der Zeigefingerseitenkante

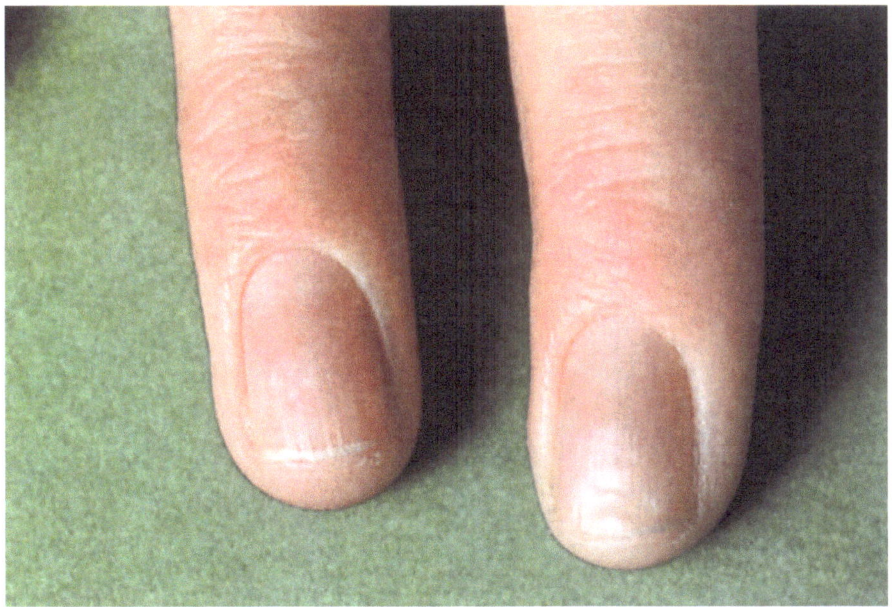

Tafel 6. Nagelveränderungen: Grübchen und Querrillen

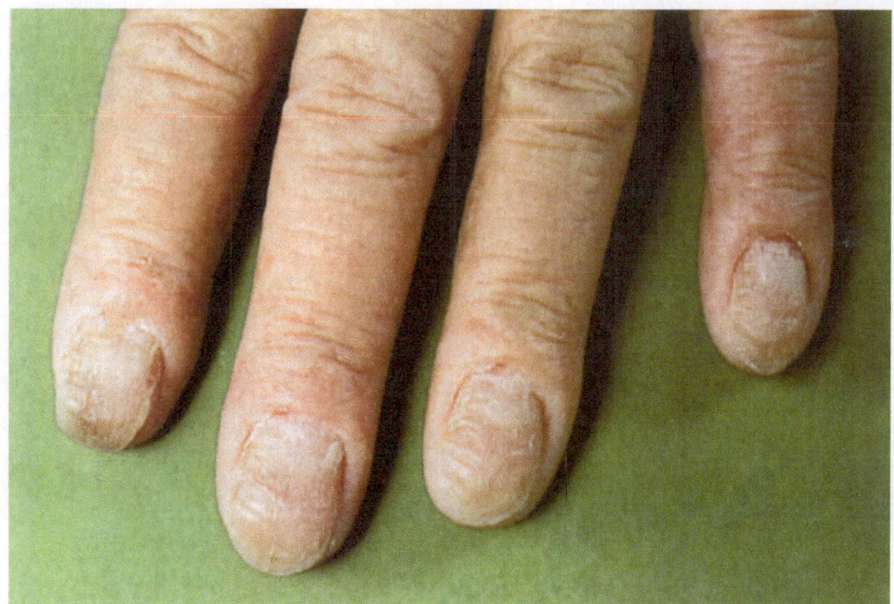

Tafel 7. Nagelveränderungen: Trachyonychie

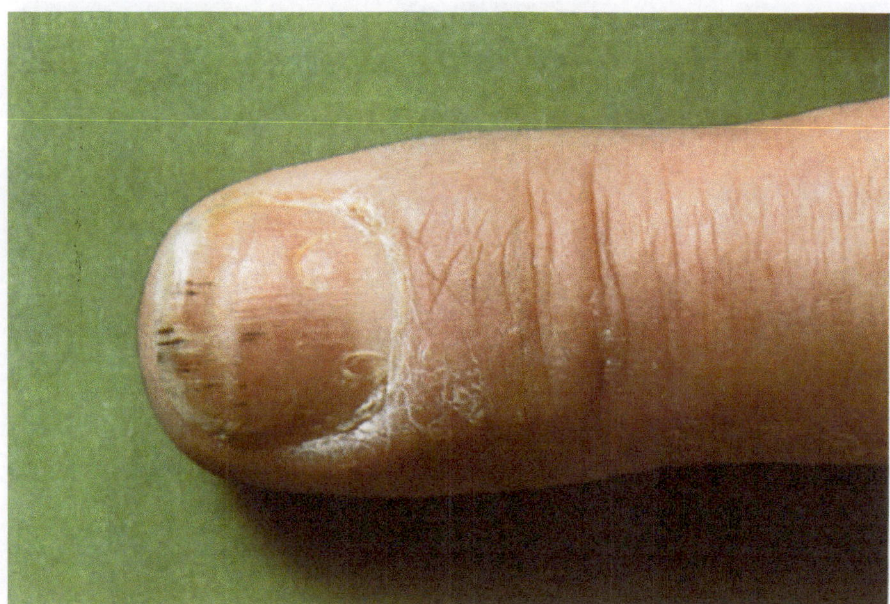

Tafel 8. Nagelveränderungen: Leukonychie, Onychoschisis und Dyschromie

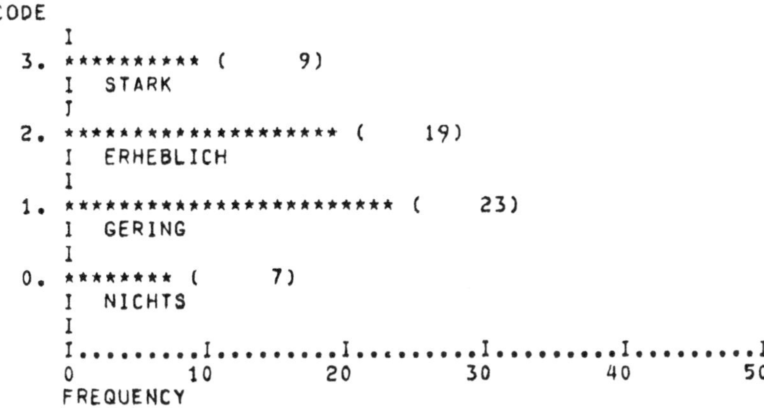

Abb. 9. Stärke der Schuppung

2.5.5 Juckreiz

Das Merkmal *Juckreiz* ist ein Symptom, das nur der subjektiven Empfindung des Betroffenen zugänglich ist und vom Untersucher nicht objektiviert werden kann. Die Patienten bestimmten ihren Juckreiz selbst als

0 = nichts (kein Juckreiz),
1 = gering (mäßiger Juckreiz),
2 = erheblich (störender Juckreiz),
3 = stark (quälender Juckreiz).

Die Patienten hatten mehrheitlich Juckreiz, dessen Intensität bei einem Drittel gering und bei einem Viertel erheblich war (Abb. 10). Nur ein Viertel bemerkte am Tag der Untersuchung keinen Juckreiz. Einige Patienten beschreiben genau, daß subjektive Mißempfindungen 1–2 Tage **vor** einem Dyshidrosisschub auftreten und diesen so ankündigen. Die Mißempfindungen werden als *Juckreiz, leichtes Brennen oder Spannungsgefühl unter der Haut* charakterisiert.

Abb. 10. Stärke des Juckreizes

Als Folge des Juckreizes sind bei einigen Patienten artefiziell verursachte **Exkoriationen** zu beobachten. Dagegen sind **Erosionen** als Sekundäreffloreszenzen nicht regelmäßig nach den Vesiculae vorhanden. **Rhagaden** sind nur selten zu sehen bei chronischer und stark schuppender Dyshidrosis.

2.5.6 Verhältnis der Symptome und Schweregrad

Der zeitliche Verlauf von Bläschen, Rötung, Schuppung und Juckreiz ist in Abb. 11 schematisch dargestellt. Der Dyshidrosisschub beginnt stets mit der Bläschenbildung und wird oft durch eine subjektive Empfindung von Juckreiz oder Spannung angekündigt. Der Juckreiz nimmt während der Phase des Auftretens von Bläschen zu, um in geringer Ausprägung auch über das Stadium des Verschwindens der Bläschen hinaus weiter zu bestehen. Die Rötung setzt in der Regel bereits ein, während noch Bläschen sichtbar sind. Die Schuppung dagegen folgt auf die Phase der Bläschen. Der Dyshidrosisschub kann sowohl in einer Restschuppung als auch in einer Reströtung auslaufen.

Unser Modell beschreibt den symptomatischen Verlauf nur eines Schubes. Für die Fälle, wo in kurzem zeitlichen Abstand mehrere Bläscheneruptionen aufeinander folgen, muß es durch Summationskurven variiert werden. Dann erfaßt es z. B. auch den klinischen Befund, bei dem Schuppung und Bläschen in ausgeprägter Form zugleich zu sehen sind, was bei einer Frequenz von durchschnittlich 15 Schüben pro Jahr, wie sie Christensen und Möller (1975a) mitteilten, schon möglich ist.

Den Schweregrad der Dyshidrosis (SD) bestimmten wir nach folgender Formel in Punkten als Produkt des Befalls und der Merkmalsausprägung.

$$SD = B \,(Hl + Hr + Fl + Fr) \times M \,(J + Bl + R + Sp)$$

B Befall, *H* Hand, *F* Fuß, *l* links, *r* rechts, *M* Merkmal, *J* Juckreiz, *Bl* Bläschen, *R* Rötung, *Sp* Schuppung.

Der Befall wurde mit 1 bewertet, wenn er positiv war und mit 0 für das Gegenteil. Die Merkmale erhielten 0 bis 3 Punkte gemäß den zuvor erläuterten Krite-

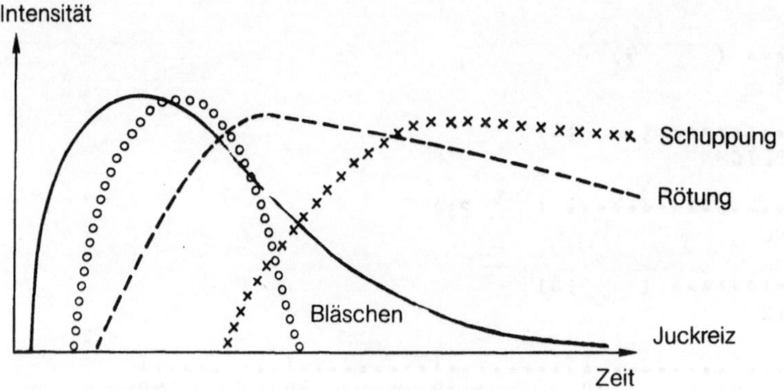

Abb. 11. Modell zum zeitlichen Verlauf der Intensität von Bläschen, Rötung, Schuppung und Juckreiz während eines *Dyshidrosis-Schubes*

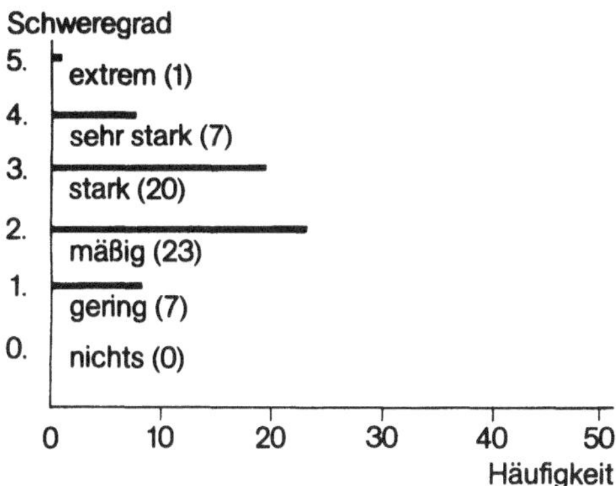

Abb. 12. Schweregrad der Dyshidrosis

rien. Der Schweregrad SD konnte zwischen einem Minimum von 0 und einem Maximum von 48 Punkten liegen und wurde in 6 Klassen eingeteilt:

0 =   0 Punkte (keine Ausprägung),
1 = 1 - 6 Punkte (geringe Ausprägung),
2 = 7 - 12 Punkte (mäßige Ausprägung),
3 = 13 - 24 Punkte (starke Ausprägung),
4 = 25 - 36 Punkte (sehr starke Ausprägung),
5 = 37 - 48 Punkte (extreme Ausprägung).

Die Abb. 12 zeigt, daß in den meisten Fällen (43 von 58) eine starke oder mäßige Ausprägung der Dyhidrosis zum Zeitpunkt der klinischen Untersuchung bestand. Geringe Hautveränderungen waren zumindest in jedem Fall zu sehen, ein Patient hatte eine extrem schwere Dyshidrosis.

2.5.7 Nagelveränderungen

Erst im Verlauf der klinischen Untersuchungen wurde bemerkt, daß Nagelveränderungen bei unseren Patienten relativ häufig waren. In der Folgezeit wurden 31 Patienten systematisch untersucht. Es zeigten sich in 12 Fällen dystrophische Nagelveränderungen.

Das dyshidrotische Ekzem kann offensichtlich – wie auch andere Ekzeme – zu Störungen der Nagelmatrix und/oder des Nagelbettes führen (Zaun 1980, Zaias 1980, Baran und Dawber 1984).

Häufig sind Nagelveränderungen in geringer Ausprägung als **Grübchen** oder **Querrillen** (Tafel 6, S. 25). Sie können als auffälligere Variante zu einem Bild führen, das Alkiewicz 1950 als **Trachyonychie** beschrieben hat. Die Nägel sehen stumpf aus, haben eine rauhe Oberfläche und sind zum Teil bräunlich verfärbt (Tafel 7, S. 26) (Alkiewicz 1950).

Als weitere Variante der Onychodystrophie kann eine streifenförmige **Leukonychie** auftreten, in unserem Fall mit proximaler Delle und beginnender distaler Onychoschisis sowie Dyschromie (Tafel 8, S. 26).

Darier (1949) sah nur in Ausnahmefällen einen Nagelbefall. Dagegen haben Rook, Wilkinson und Ebling 1979 auf dystrophische Nagelveränderungen als Folge auch der gering ausgeprägten Dyshidrosis hingewiesen und betont, daß die Onychodystrophie als Symptom die Patienten am meisten stören kann. Diese Beobachtung kann bestätigt und ergänzt werden. Die Onychodystrophie, die bei gut einem Drittel der untersuchten Patienten zu sehen war, ist häufig.

2.6 Tabakkonsum

Nasemann und Sauerbrey (1981) empfehlen, bei der Dyshidrosis den Genuß von Tabak und Alkohol zu meiden. Sutton und Sutton haben bereits 1939 eine Verschlimmerung der Erkrankung nach Tabak- und Kaffeekonsum festgestellt.

Der Tabakkonsum unserer Patienten wurde daraufhin erfaßt (Abb. 13). 40 von 58 Patienten rauchten, wobei 36 Patienten mehr als 10 Zigaretten pro Tag verbrauchten.

Der durchschnittliche Anteil der Raucher in der Bundesrepublik Deutschland beträgt in der Altersgruppe der 20- bis 50jährigen ca. 50%. Wenn man zudem berücksichtigt, daß der Tabakkonsum von den Patienten nur ungern mitgeteilt wird, so ist dies Ergebnis auffällig. Der Anteil der Raucher ist in unserem Kollektiv erhöht.

Tabak enthält bekanntlich unter anderem als Gift das Alkaloid Nikotin. Nikotin erregt in kleinen Dosen das cholinerge wie das (nor-)adrenerge Nervensystem und führt akut durch Vasokonstriktion zur Verminderung der akralen Hautdurchblutung. Allerdings kann es bei hoher Dosierung auch zur Erregungsblockierung durch exzessive Depolarisation der vegetativen Ganglien führen (Keidel 1973, Kuschinsky und Lüllmann 1974, Stüttgen und Schäfer 1974).

Im Rahmen dieser Arbeit ist zunächst zu konstatieren, daß 1) über das im Tabak enthaltene Nikotin das Vegetativum beeinflußt wird und 2) Tabak u.a.

```
CODE
     I
  5. ********** (        4)
     I  40-49 ZIG.
     I
  4. **** (        1)
     I  30-39 ZIG.
     I
  3. ******************************************* (      16)
     I  20-29 ZIG
     I
  2. ***************************************** (      15)
     I  10-19 ZIG.
     I
  1. ********** (        4)
     I  1-9 ZIG.
     I
  0. ************************************************** (      18)
     I  KEINE
     I
     I.........I.........I.........I.........I.........I
     0         4         8        12        16        20
     FREQUENCY
```

Abb. 13. Tabakkonsum (klassiert)

auch Chrom enthält (Kuschinsky und Lüllmann 1974). Beide Gesichtspunkte werden noch einmal aufgegriffen (s. Kapitel 3.4 und 7).

2.7 Familiäre Disposition

Einen Hinweis auf die familiäre Disposition zur Entwicklung einer Dyshidrosis haben Lorincz und Grauer 1956 gegeben. Sie fanden bei einem Paar getrennt lebender eineiiger Zwillinge das gleichzeitige Auftreten einer Dyshidrosis.

Wir haben unsere Patienten befragt, ob ihre Eltern auch eine Dyshidrosis hätten bzw. gehabt hätten. Dies war bei 13 der 58 Patienten (22%) der Fall (Abb. 14).

Vergleichbare Untersuchungen sind uns nicht bekannt. Wenn man berücksichtigt, daß im Jahre 1983 in der Universitäts-Hautklinik Münster bei 72 Personen von insgesamt ca. 8000 Neuzugängen eine Dyshidrosis bzw. ein dyshidrotisches Ekzem diagnostiziert wurde (ungefähr 1%) und zudem die Neuzugänge eine Auswahl Hautkranker bilden, so sind die 13 Fälle mit Dyshidrosis in der Elterngeneration (über 20%) als Beleg für eine familiäre Disposition zur Entwicklung einer Dyshidrosis zu werten.

Dieses Ergebnis wird noch in Kapitel 4 im Zusammenhang mit der Vererbung von Erkrankungen des Atopie-Syndroms diskutiert.

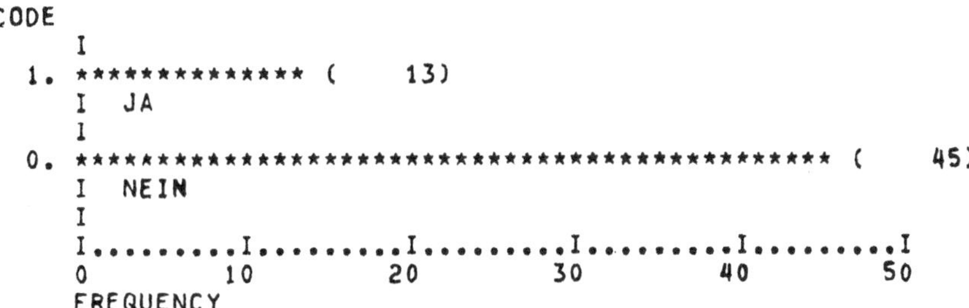

Abb. 14. Dyshidrosis in der Familie

2.8 Realisationsfaktoren

Um herauszufinden, welche Faktoren die Dyshidrosis hervorrufen, wurden alle Patienten gefragt: Ist Ihnen etwas (ein Faktor) aufgefallen, was zur Bläschenbildung führt?

Diese Frage wurde mehrheitlich (33 von 58 Patienten) bejaht (Abb. 15). Mehrfachnennungen waren möglich. Die Patienten gaben verschiedene exogen oder endogen wirksame Faktoren an, die im folgenden getrennt dargestellt und diskutiert werden.

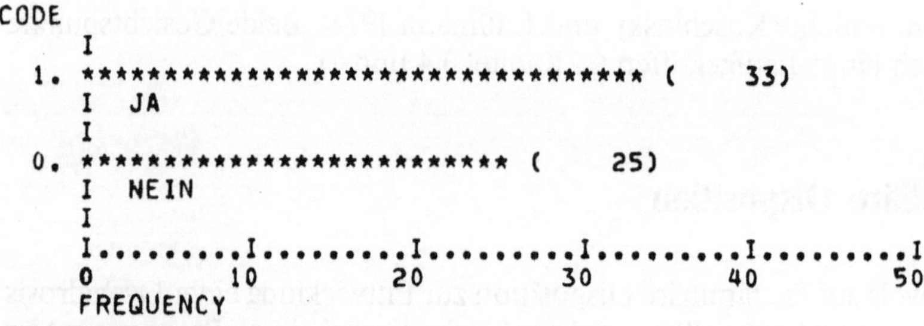

Abb. 15. Auslösende Faktoren

2.8.1 Exogen

Am häufigsten wurden genannt:
- Arbeiten im nassen Milieu 11mal,
- Arbeiten in Wärme (mit Schwitzen) 7mal,
- Kontakt mit Desinfektionsmitteln 1mal,
- Kontakt mit Putzmitteln 1mal,
- Kontakt mit Gummihandschuhen 1mal,
- Kontakt mit Wolle (Stricken) 1mal,
- Putz- und Schmutzarbeiten 1mal,
- Saunaaufenthalt 1mal.

Weiter wurden als Genuß- bzw. Nahrungsmittel Alkohol, Tabak, Gewürze und tierisches Eiweiß je einmal angeführt.

Diskussion

Im Vordergrund stehen die Angaben, daß **Feuchtarbeiten** zur Dyshidrosis an den Händen führen oder diese verschlimmern.

Die gleiche Beobachtung machten Fredericks und Becker bereits 1954, als sie bei 145 Personen mit Dyshidrosis in 52% überhäufige Kontakte mit Seifen und Wasser feststellten. Reichenberger fand 1972 bei Friseuren mit Ekzemen überwiegend eine Dyshidrosis und registrierte eine Verschlechterung des Hautzustandes immer dann, wenn die Patienten im feuchten und alkalischen Milieu arbeiteten (Reichenberger 1972a). Eine deutliche Besserung trat bei trockenen Arbeiten ein. Dagegen stellte sie bei Friseusen, die ihren Beruf aufgaben, um einen eigenen Haushalt zu führen, fest: „Die Ausübung hausfraulicher Berufe hingegen läßt die Dys- und Hyperhidrosis meist unvermindert stark und störend fortbestehen" (Reichenberger 1972b). Die Bedeutung der „Naßkontakte" bei der Entwicklung des „Friseurekzems" betont auch Lindemayr (Lindemayr 1984a). Daß bevorzugt Atopiker erkranken, berichteten Wilkinson und Hambly 1978. Diese Ergebnisse werden durch eine Prospektivstudie aus jüngster Zeit bestätigt (Hornstein, Bäurle und Kienlein-Kletschka 1985). Eine ähnliche Untersuchung für den medizinischen Bereich führten Agathos und Bernecker 1982 durch. Sie heben die Bedeutung unspezifischer Reize wie Wasser, Reinigungs- oder Desinfektionsmittel für die Entwicklung der „kumulativ-toxischen Kontaktdermatitis" hervor, die sie zu 16% bei Atopikern fanden.

Lammintausta wies 1983 nach, daß in allen im Krankenhausbereich vertretenen Berufsgruppen Handekzeme signifikant häufiger ($p < 0,01$) bei Atopikern auftreten. Vor allem waren Putzfrauen und Hilfsschwestern befallen. Glickmann und Silvers haben wie Agrub unter Hausfrauen mit Handekzemen ebenfalls vermehrt Atopiker gefunden (Glickmann und Silvers 1967, Agrub 1969).

Neben den Arbeiten im nassen Milieu sind ebenfalls die genannten Kontakte mit Desinfektions-, Putzmitteln oder Putz- und Schmutzarbeiten als hautbelastend bekannt. Diese Faktoren können zum „traumiterativen" (toxischen) Ekzem (Hagermann 1957), der „ekzematisierten" Abnutzungsdermatose (Tronnier 1975) oder der „irritant contact dermatitis" (Malten 1981) führen. (Weitere Synonyma hierzu bei Frosch 1985.)

Während Hagermann für dieses Krankheitsbild physikalische und chemische Stimuli als Auslöser geltend machte, hat Malten auch die mechanische Irritation als pathogenetisch angegeben (Hagermann 1957, Malten 1981). Menne und Hjorth haben 1983 die Bedeutung z.B. der Reibungsdermatitis durch Friktionstraumen unterstrichen.

Der bedeutendste Schutz vor exogenen Traumen besteht im **Stratum corneum**, das eine Barrierefunktion hat (Frosch 1985, ausführliche Darstellung). Das Stratum corneum wird palmar und plantar am meisten beansprucht und weist in diesen Regionen folgende Besonderheiten auf:
1. Es ist um das 20- bis 40fache dicker aufgrund von mehr Zellschichten und größeren Korneozyten (Orfanos 1981, Wurzel und Kutzner 1983).
2. Es enthält nur Hornschichtlipide (Cholesterin, freie Fettsäuren und Triglyzeride) und keine Talgdrüsenlipide (Gloor 1981).

Der Aufbau der Hornschicht erfolgt so, daß in dichter Folge lipo- und hydrophile Schichten einander abwechseln. Die Barrierefunktion jeder Schicht ist gleich (Schäfer 1981). Tronnier betonte 1981: „Die Säureneutralisation ist also praktisch an die Hornschicht gebunden, und es kommt nicht zu einer wesentlichen Mitwirkung der lebenden Epidermis."

Das Stratum corneum kann sich in Grenzen an exogene Belastung adaptieren. Bei mechanischer Belastung kommt es durch Hyperkeratose zur Schwiele, bei Lichtexposition zur Lichtschwiele.

Eine analoge Anpassung scheint auch für die chemische Irritation bei Feuchtarbeitern zu existieren, da die Exposition nur bei einigen zum dyshidrotischen Ekzem führt. Lindemayr beobachtete, daß es bei den Friseurlehrlingen, die ein „toxisch irritatives Alkaliekzem" entwickeln, in 90% zur Abheilung kommt und in 10% zur Entwicklung eines dyshidrosiformen „Friseurekzems" (Lindemayr 1984a). In 90% ist also ein „hardening effect" eingetreten. Dieser Effekt ist noch nicht klar definiert, wird aber auch von anderen Autoren postuliert (Kienlein-Kletschka 1984).

Ein solches *hardening* scheint bei Atopikern nicht oder nicht ausreichend möglich zu sein.

Tronnier (1981) hat nachgewiesen, daß bei Patienten mit atopischer Dermatitis die Alkalineutralisation erniedrigt ist. Malten (1981) vermutet insuffiziente Repairmechanismen. Menne und Hjorth (1984) fanden nach Friktionstraumen der Neurodermitis ähnliche Veränderungen.

Der von Kienlein-Kletschka angegebene Effekt der Feuchtarbeit, zur Quellung und Auflockerung der Hornschicht zu führen, wodurch die Verbindung der Hornzellen gelockert und ein Reißen des Desmosomen begünstigt wird, kann auch für Arbeiten in starker **Wärme** (ein Patient war Bergmann), für Saunaaufenthalte und bei Okklusion (Gummihandschuhe) angenommen werden. Außerdem veranlassen diese Faktoren wahrscheinlich ein häufigeres Händewaschen. Daß Schweiß selbst als Irritans wirken kann, hat Dowling schon 1932 als eine Ursache der Dyshidrosis vermutet. Dies ist nach der Beobachtung einer urtikariellen Reaktion auf Schweiß bei der atopischen Dermatitis nach Stüttgen (1977) nicht völlig auszuschließen. Man sollte allerdings auch die Möglichkeit einer IgE-vermittelten Reaktion sehen.

Zusätzlich sind Störungen in der vegetativen Regulation denkbar, die ein verstärktes funktionelles Schwitzen fördern. Hierauf wird in Kapitel 5 nach der Diskussion der Theorie Szentivanyis näher eingegangen.

Die von einzelnen Patienten berichtete Verschlimmerung nach Stricken und dem Verzehr von Gewürzen oder tierischem Eiweiß ist rational nicht zu erklären, da entsprechende Sensibilisierungen nicht nachgewiesen wurden. Ob dem Alkohol (wie der Wärme) als Gefäßdilatator ein Effekt bei der Dyshidrosis zukommt, sei dahingestellt. Bezüglich des Tabaks sei auf Abschnitt 2.6 verwiesen.

Zusammenfassend ist festzustellen, daß Feuchtarbeiten für Patienten mit Dyshidrosis wie für Atopiker einen Realisationsfaktor ihrer Krankheit darstellen.

2.8.2 Endogen

Die Patienten bemerkten eine Verschlechterung ihres Hautzustandes nach
- Streß (Nervosität, Aufregung, persönliche Probleme) 6mal,
- Juckreiz 2mal,
- Menstruation 2mal,
- Geburten 2mal,
- Erkältung 1mal,
- Vollmond 1mal.

Diskussion

Der **„Streß"** ist am häufigsten als endogen auslösendes Moment genannt worden. Der von H. Selye geprägte Begriff *Streß* ist ein Kennzeichen unserer Zeit geworden. Er umfaßt verschiedenste psychische Belastungen und deren Folgen (Risse 1970).

Einige Patienten schilderten Reaktionsketten
wie Streß – stärkere Hautveränderungen und Juckreiz,
     Streß – Juckreiz – Hautveränderungen verstärkt,
oder Streß – Juckreiz – Schmerz „unter der Haut" – reaktives Kratzen – stärkere Hautveränderungen.

Der Streß führt zu Juckreiz und Dyshidrosis oder über den Juckreiz zur Dyshidrosis. In zwei Fällen wird der Juckreiz selbst als Auslöser genannt. Der

Zusammenhang zwischen Streß und Juckreiz kann so gesehen werden, daß unter psychischer Belastung die mentale Wahrnehmungsschwelle bezüglich des Juckreizes sinkt und sich die Patienten sekundär auf dieses Symptom konzentrieren. Fehlreaktionen wie Kratzen oder häufiges Händewaschen können dann die Dyshidrosis verstärken. Die beiden Patientinnen, die den Juckreiz selbst als Auslöser angaben, bemerkten ihn immer abends, wenn sie ihre Hausarbeit beendet hatten und sich nicht mehr „ablenkten".

Eine Korrelation von Streß mit Juckreiz fand English schon 1949. Fredricks und Becker (1954) messen der Anspannung und Nervosität die Bedeutung von Kofaktoren für die Pathogenese der Dyshidrosis zu. Die Bedeutung der individuellen Streßsituation haben zahlreiche weitere Untersucher bestätigt (Reichenberger 1975, Koldys 1979, Wurzel und Kutzner 1983, Lampe 1983). Lewis und Larmira (1947) haben die Dyshidrosis als „Neurodermatose" eingeordnet.

Nach den Ausführungen zur Wärme im vorigen Abschnitt ist denkbar, daß es infolge einer Erkältung mit Fieberreaktion und Schwitzen zur Dyshidrosis kommen kann.

Ob aber durch hormonelle Rhythmen wie bei der Menstruation oder Gravidität eine Dyshidrosis ausgelöst werden kann, ist offen. Erst recht gilt dies für eine Verschlimmerung durch Vollmond. Diese Zusammenhänge sind sehr spekulativ und können in einer Vermengung des *post hoc* mit dem *propter hoc* beruhen.

Zusammenfassend ist zu konstatieren, daß *Streß* und *Juckreiz* im Pathomechanismus der Dyshidrosis für die Patienten eine wesentliche Rolle einnehmen. Dieses Resümee ist für die atopische Dermatitis schon lange Lehrmeinung. Dennoch ist eine geschlossene biochemische Rekonstruktion der Reaktionsabläufe beim *Juckreiz* noch nicht möglich, wie der folgende Exkurs verdeutlichen soll.

Exkurs: Juckreiz und Histamin

Histamin ist als klassischer Mediator des Juckreizes bekannt. Es hat aber noch weitere Effekte:

Die durch Histamin stimulierbare Sekretion von Magensäure, die von den bis dahin bekannten Antihistaminika nicht gehemmt werden konnte, war ein Grund für Ash und Schild, 1966 die Klasse der Histamin H_2-Rezeptoren einzuführen.

1972 konnte Black mit seinen Mitarbeitern die H_2-Rezeptoren bereits genauer bestimmen: mit 4-Methyl-Histamin wurde eine Substanz gefunden, die vorwiegend die über den H_2-Rezeptor vermittelten Histaminwirkungen hervorruft, während 2-Methyl-Histamin den H_1-Rezeptor aktiviert. Die Histaminwirkungen können selektiv durch H_1- bzw. durch H_2-Antagonisten verhindert werden; am Beispiel der durch Histamin verursachten Hypotension ist ein additiver Effekt der beiden Antagonisten nachweisbar (Black, Duncan, Durant, Ganellin und Parsons 1972) (Tabelle 1).

Der H_2-Rezeptor spielt außerdem eine entscheidende Rolle in der Regulation der Histaminfreisetzung. Lichtenstein und Gillespie zeigten 1973, daß alle Substanzen, die zu einer Erhöhung von cyclo-AMP der Leukozyten führen, eine

Tabelle 1. Funktionen der Histaminrezeptoren

	H$_1$-Rezeptor	H$_2$-Rezeptor
Agonist	2-Methyl-Histamin	4-Methyl-Histamin
Dermale Wirkungen	Erythem	Erythem
	Schwellung	
	Juckreiz	
Antagonist	z. B. Chlorpheniramin	z. B. Cimetidin
Regulation der Histaminfreisetzung	nein	ja

durch Antigen induzierte und durch IgE-Antikörper vermittelte Freisetzung von Histamin verhindern. Zu diesen Substanzen gehört Histamin selbst.

Es handelt sich hier um ein negatives feed-back mit der Folge, daß sich die Histaminfreisetzung selbst limitiert. Dieser Rückkopplungsprozeß kann durch H$_2$-Rezeptor-Antagonisten wie z.B. Cimetidin blockiert werden, ein indirekter Beweis dafür, daß er durch den H$_2$-Rezeptor vermittelt ist (Iizuka, Adachi, Halprine und Levine 1977).

Die experimentelle und klinische dermatologische Forschung über die Histaminrezeptoren und deren Antagonisten hat seit Mitte der 70er Jahre wegweisende Impulse aus der Arbeitsgruppe von Greaves bekommen. 1977 wurde mitgeteilt, die menschliche Haut enthalte auch H$_2$-Rezeptoren. Die kombinierte Gabe von H$_1$- und H$_2$-Antagonisten zeigte eine überlegene Wirkung in der Unterdrückung durch intrakutane Histamininjektionen erzeugter Erytheme (Greaves, Mark und Robertson 1977). Zur selben Zeit gelang der Nachweis der Histamin-N-Methyltransferase in menschlicher Haut, eines Enzyms, das Histamin abbaut und somit Bedeutung für die Histaminkonzentration hat (Francis, Greaves und Yamamoto 1977). Daß eine Hemmung des enzymatischen Histaminabbaus durch H-Rezeptor-Antagonisten in vitro möglich ist, war bereits bekannt (Yamamoto, Francis und Greaves 1976).

Die experimentellen Ergebnisse bildeten den Ausgangspunkt klinischer Studien, in denen vor allem die Wirkung von H$_2$-Rezeptor-Antagonisten auf den Juckreiz und die Gefäßreaktion untersucht wurde. Es konnte gezeigt werden, daß die kombinierte Gabe von Cimetidin (H$_2$-Antagonist) und Chlorpheniramin (H$_1$-Antagonist) den experimentell durch Papain und Histamin erzeugten **Juckreiz** wirksamer unterdrückte, als dies durch die Monosubstanzen allein oder durch Placebo möglich war (Davis, Marks, Horton, Storari 1979).

Da bei der **atopischen Dermatitis** die Behandlung des *Juckreizes* allein mit H$_1$-Antagonisten häufig unbefriedigend ist, wurde ebenfalls die Wirkung von H$_1$-Antagonisten in Kombination mit Cimetidin in randomisierten Doppelblindstudien sowohl von Foulds und Mackie als auch von uns erprobt (Foulds und Mackie 1981, Schwanitz, Frosch und Macher 1982, Frosch, Schwanitz und Macher 1984). Beide Studien ergaben jedoch keinerlei therapeutischen Vorteil für die gleichzeitige Gabe von H$_1$- und H$_2$-Antagonisten. In unserer Studie konnte nicht einmal ein signifikanter Unterschied zwischen den Behandlungsabschnitten mit Wirksubstanzen gegenüber dem nur mit Placebo nachgewiesen werden.

Das Symptom *Juckreiz* scheint auch mit Placebo beeinflußbar zu sein. Hierfür spricht u.a. die signifikante Reduktion von experimentell erzeugtem Juckreiz nach Placebogabe (Davies, Marks, Horton, Storari 1979). Die zugrundeliegenden Pathomechanismen sind bei der atopischen Dermatitis bisher nur unvollständig bekannt. Die Lymphozyten zeigen eine verminderte phänotypische Expression der H_2-Rezeptoren (Beer, Osband, McCaffrey, Soter, Rocklin 1982). Außerdem ist bei dieser Krankheit in vitro gezeigt worden, daß die Antwort des Histamin-H_2-Rezeptors vermindert ist (Busse und Lantis 1979). Das erklärt die in der Haut und im Plasma erhöhten Histaminspiegel (Foulds und Mackie 1981), denn eine abgeschwächte Antwort des H_2-Rezeptors bedeutet auch ein vermindertes negatives feed-back der Histaminfreisetzung, d.h. das freie Histamin kann seine weitere Kumulation nicht mehr ausreichend selbst limitieren.

Aufgrund experimenteller Arbeiten zeichnet sich ab, daß die H_2-Rezeptoren die direkte Entstehung von Juckreiz nicht vermitteln. So kann zwar mit H_1-Agonisten Juckreiz erzeugt werden, nicht aber mit H_2-Agonisten (Davies und Greaves 1981). Im umgekehrten Fall konnte mit H_2-Antagonisten experimentell auch keine dosisabhängige Verminderung des Juckreizes erreicht werden (Hägermark, Strandberg, Grönneberg 1979).

Für die atopische Dermatitis ist Histamin speziell hinsichtlich des Symptoms Juckreiz eine wichtige Mediatorsubstanz, aber offensichtlich nicht die einzige. Sonst könnte u.a. nicht die Beobachtung erklärt werden, daß klinische Änderungen der atopischen Dermatitis keine Korrelation zur Menge des freigesetzten Histamins aufweisen (Lebel, Venencie, Saurat, Soubrane, Paupe 1980).

An verschiedenen **Gefäßreaktionen** wurden durch den H_1-Rezeptor-Agonisten 2-Methyl-Histamin und den H_2-Agonisten 4-Methyl-Histamin experimentell die Histaminwirkungen differenziert. Dabei zeigte sich, daß der H_1-Rezeptor nicht nur den *Pruritus*, sondern auch *Erythem* und *Schwellung* auslösen kann (Robertson und Greaves 1978). Dagegen führt der H_2-Rezeptor über eine Vasodilatation lediglich zum *Erythem* (Hägermark, Strandberg, Grönneberg 1979; s. Tabelle 1). Folgerichtig ließ sich nach experimenteller Histaminapplikation auch allein das *Erythem* signifikant stärker durch die Kombination von H_1- und H_2-Antagonisten reduzieren, während bei der *Schwellung* kein additiver Effekt gefunden wurde (Davies und Greaves 1981). Bei alleiniger Cimetidinanwendung blieb die Schwellung unverändert (Robertson und Greaves 1978).

Für die Untersuchungen zur Dyshidrosis läßt sich folgendes feststellen:

1. Der mäßige therapeutische Erfolg beim Juckreiz hat gezeigt, daß die alleinige Ausrichtung auf die Histamin H_1- und H_2-Rezeptoren nicht genügt. Es gibt Hinweise dafür, daß außer den bekannten Histaminrezeptoren weitere existieren (Davies und Greaves 1981). Die bisher therapeutisch unbefriedigende Situation hat die Aufmerksamkeit auch auf andere Mediatoren wie die Prostaglandine, die Kinine oder die Leukotriene gelenkt. So konnte z.B. in vitro durch Histamin vermehrt Prostaglandin freigesetzt werden (Blackwell, Flower, Nijkamp und Vane 1978), andererseits ist Bradykinin ein Histaminliberator (Hägermark 1974).

Im folgenden werden noch einige Untersuchungen zu den Leukotrienen in Kapitel 3.5 mitgeteilt.

2. Die Histaminwirkungen sind ein pathobiochemisches Korrelat zu dem

von den Patienten angegebenen Zusammenhang von Juckreiz und Hautveränderungen. Der empirische Hinweis auf Streß als Auslöser der Dyshidrosis könnte hypothetisch als eine Aktivierung des autonomen Nervensystems mit konse-
kutiver Histaminfreisetzung aus den Mastzellen erklärt werden. Ein enger mor-
phologischer Kontakt von Nerven- und Mastzellen ist elektronenoptisch gesehen worden (Wiesner-Menzel, Schulz, Vakilzadeh und Czarnetzki 1981).
    3. Juckreiz kann auch durch Placebo signifikant unterdrückt werden. Diese
Erfahrung verdeutlicht die Grenzen eines rein pathobiochemischen Erklärungs-
modells. *Psychische* Einflüsse sind vorhanden. Wie sie sich als Juckreiz realisie-
ren, ist offen. Immerhin machen sie den Erfolg psychotherapeutischer Verfahren, auch bei der Dyshidrosis, verständlich (Koldys 1979, Näheres in Kapitel 6).

2.9 Psychosoziale Folgen

Schon zu Beginn der systematischen Untersuchung der Patienten fiel auf, daß
die Dyshidrosis nicht nur einzelne psychisch belastet und sozial beeinträchtigt.
Deshalb wurde unsere Studie nachträglich ergänzt um die Fragen:
1. Fühlen Sie sich durch Ihre Krankheit psychisch (seelisch) belastet? Wenn ja,
   in welchem Ausmaß?
2. Haben Sie durch Ihre Krankheit Schwierigkeiten im sozialen Umfeld (Familie, Freundeskreis oder Beruf)? Wenn ja, in welchem Ausmaß?
Die Bewertung erfolgte durch die Patienten selbst mittels einer 4-Punkte-
Skala (0 = nicht, 1 = gering, 2 = mäßig, 3 = stark). Zusätzlich wurden persönliche
Eindrücke, Stellungnahmen und Kommentare protokolliert.
    Die **psychische Belastung** war für 3/4 der Patienten erheblich bis stark (Abb.
16). Nur einer von 46 war unbeeindruckt, über eine **soziale Beeinträchtigung** berichteten 40 von 45 Patienten (Abb. 17).
    Die Verteilung der Betroffenen auf die Punkte 1 bis 3 ist in beiden Abbildun-
gen vergleichbar. Es überwiegt jeweils die mittlere Bewertung *erheblich*, während ein *geringes* oder *schweres* Ausmaß etwa gleich häufig genannt wird.

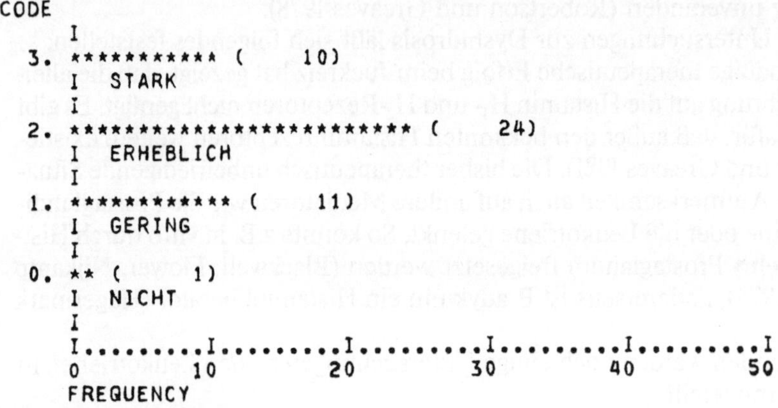

Abb. 16. Psychische Belastung

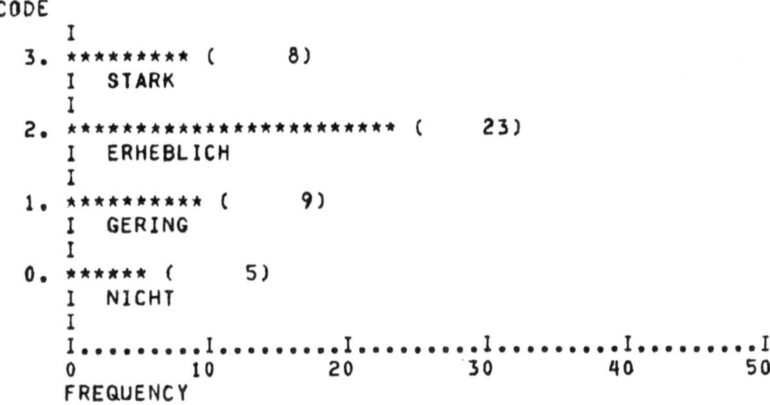

Abb. 17. Soziale Belastung

Tabelle 2. Kreuztabelle. Ausmaß der psychischen und der sozialen Belastung

Psychische Belastung	Soziale Belastung				
	nicht 0	gering 1	erheblich 2	stark 3	Total
nicht 0	1	0	0	0	1
gering 1	2	4	5	0	11
erheblich 2	2	3	14	5	24
stark 3	1	2	4	3	10
Total	6	9	23	8	46

Tabelle 3. Kreuztabelle. Ausmaß der psychischen Belastung und des Schweregrades der Dyshidrosis

Psychische Belastung	Dyshidrosis					
	gering 1	mäßig 2	stark 3	sehr stark 4	extrem 5	Total
nicht 0	0	0	1	0	0	1
gering 1	2	4	2	3	0	11
erheblich 2	3	7	12	2	0	24
stark 3	1	5	2	1	1	10
Total	6	16	17	6	1	46

Ein Zusammenhang zwischen dem Ausmaß der psychischen Belastung und der sozialen Beeinträchtigung ist also festzustellen. Gut die Hälfte (21 von 40) derjenigen, die in beiderlei Hinsicht betroffen waren, benotete die psychischen und sozialen Folgen ihrer Krankheit gleich (Tabelle 2).

Wider Erwarten bestand jedoch keine Korrelation mit dem aktuellen Schweregrad der Erkrankung (Tabelle 3).

Dies ist darauf zurückzuführen, daß der Schweregrad der Dyshidrosis von uns aktuell am Tag der Untersuchung bestimmt wurde und nicht identisch war mit dem Verlauf der Krankheit, wie ihn die Patienten erlebt hatten. Ihr Urteil über die psychischen und sozialen Folgen ist aber wesentlich durch den Verlauf bestimmt, wie im folgenden durch die Wiedergabe dessen evident wird, was den Betroffenen bemerkenswert war.

Kommentare der Patienten

Die Mehrheit betont eine Korrelation der **persönlichen Belastung** mit dem Befund. Das Symptom *Juckreiz* kann so quälend werden, daß man „. . .mit dem Messer daran entlang schneiden könnte . . .".

Wiederholt wurde die Dyshidrosis als eine psychosomatische Krankheit gesehen, weil „. . . es immer mit dem Jucken beginnt. . .". Einige sind „verzweifelt" wegen der Therapieresistenz. Eine Frau ist schockiert nach der Vorstellung in einem „grinsenden" Ärztekonsil: „Sie haben mich überhaupt nicht für voll genommen!"

Wiederholt wird auf die **Funktionseinschränkung** der Hände durch die Dyshidrosis verwiesen: Man „. . . kann nicht die Knöpfe (der Kleidung, ergänzt vom Verfasser) schließen . . .", „. . . kann nicht mit Messer und Gabel essen . . .", „. . . kann nicht mehr kochen . . .", „. . . kann nicht mit meinem Kind baden gehen . . ." oder resignierend „. . . kann überhaupt nichts mehr machen . . .". Zudem: „Das ständige Tragen von Baumwollhandschuhen ist störend."

Der **soziale Kontakt** ist erschwert. 16 Patienten heben hervor, daß sie vermeiden, anderen die Hand zu geben. Sie versuchen, ihre Hände zu verstecken. „In Gesellschaft halte ich meine Hände unter den Tisch." Einzelne meinen, „. . . andere weichen zurück wegen Furcht vor Ansteckung". Eine Mutter mag nicht mehr für Freunde ihres heranwachsenden Kindes ein Essen kochen, „. . . weil die sich davor ekeln". In der Regel wird vor allem der Kontakt mit Fremden als erschwert dargestellt.

Doch können auch **persönliche Beziehungen** involviert sein. Durch die Dyshidrosis „. . . fühlt sich meine Bekannte gestört". Ein Mann berichtet, auch seine Ehefrau „. . . zieht die Hand zurück".

Gravierend sind die **beruflichen Folgen**: Häufig sind Probleme im Kontakt mit Kunden, man „. . . kann nicht die Hand geben . . ." „. . . versteckt beim Schreiben die Hände . . .". Eine akute Gefährdung ihres Arbeitsplatzes fürchten 6 Patienten, zwei Verkäufer, zwei Krankenpflegeschülerinnen, eine Zahnarzthelferin und ein Koch.

Dreimal erfolgte bereits eine Kündigung bzw. Berufsaufgabe: Betroffen sind eine Krankenschwester, ein Konditor und eine Verkäuferin. Vergleichsweise

günstig sind dagegen die Möglichkeiten eines Medizinstudenten im „Praktischen Jahr", der sein Berufsziel „Chirurg" aufgegeben hat.

Diskussion

Praktisch alle Patienten sind durch die Dyshidrosis psychisch belastet, die meisten sozial erheblich oder stark beeinträchtigt. Daß die psychosozialen Folgen
dieser Krankheit so gravierend sind, ist bisher nicht in dieser Form nachgewiesen
worden. Zwar hat English bereits 1949 darauf hingewiesen, daß die Patienten sich
schlecht fühlen und die Hände nur eingeschränkt benutzen können, oder Reichenberger 1972 bei den Friseuren und Friseusen mit Dyshidrosis auf die notwendige Umschulung aufmerksam gemacht (English 1949, Reichenberger
1972a). Das Ausmaß dieser Folgen wurde aber bisher noch nicht an einem Kollektiv mit Dyshidrosis systematisch bestimmt.

Die psychosozialen Folgen können verschiedene Ursachen haben.

Elementar ist die Funktion der Hände als „**Werkzeug**" des Menschen. Diese
Funktion ist bei den Patienten mit Dyshidrose beeinträchtigt. So ist der Kontakt
mit festen Gegenständen aufgrund akuter ekzematöser Veränderungen
schmerzhaft, der Kontakt mit hautbelastenden Substanzen praktisch unmöglich, die Sensibilität für Feinarbeiten gestört und beim Tragen von Handschuhen
aufgehoben. Die Beweglichkeit der Fingergelenke ist reduziert, bei einer Patientin bestand als Folge der chronisch-rezidivierenden Entzündungen eine Beuge-
kontraktur der Fingergelenke. Folge dieser Funktionseinschränkung können
Berufsunfähigkeit und Arbeitsplatzverlust sein.

Daneben hat die Hand auch die Funktion eines „**Kontaktorgans**". Vieles, was
Borelli 1961 über das „Kontaktorgan Gesicht" ausgeführt hat, gilt auch für die
Hand. Neben dem Gesicht ist die Hand der Teil des Körpers, der im sozialen Le-
ben unverdeckt oder unverhüllt gezeigt wird. Hier liegt die Haut offen dar. Die
Hand informiert über Rasse, Alter, Beruf (Clavi), sie unterstreicht durch Gestik
die verbale Kommunkation. Die Geste, *jemandem die Hand zu geben,* ist für sich
selbst elementare Kommunikation. Wir haben anhand der Geschichte der Gesichtsversehrten (noch immer ist die Bezeichnung *entstellt* üblich) skizziert, wie
Hautkranke sozial diskriminiert werden (Schwanitz 1984a).

Hautveränderungen werden sozial bewertet. So wie vom Aussehen des Ge-
sichts auf den Charakter geschlossen wird, wird der Hautzustand der Hände mit
Eigenschaften wie Gepflegtheit oder Sauberkeit in Verbindung gebracht. Die
Physiognomik, die Lehre vom Ausdruck persönlicher menschlicher Eigenschaf-
ten durch die Körpergestalt, ist auch auf die Hände anwendbar (ausführlich bei
Schwanitz 1984a).

Die Angst vor **Ansteckung** haben etliche der Patienten bemerkt. Ein Ausdruck dieser Angst ist oft der Ekel. Folge kann die soziale Isolation im beruflichen wie im privaten Bereich sein.

Vielleicht sind auch noch die Theorien wirksam, die Rothschuh 1978 als **Ia-
trodämonologie und Iatrotheologie** bezeichnet hat. Erstere postuliert, daß der
Mensch dann erkrankt, wenn er von bösen Geistern überwältigt wird. Die Iatrotheologie sieht im Unterschied dazu Krankheit als Strafe Gottes, als Folge der
Sünde.

Eine detaillierte Interpretation der Faktoren, die unser Verhältnis zur Hand geprägt haben, muß notwendigerweise medizinhistorisch sein. Weitere Erfahrungen sind zu berücksichtigen, wie beispielsweise die gesellschaftliche Strafe, Dieben die Hand abzuschneiden. Eine solche Analayse und Rekonstruktion ist nicht Aufgabe dieser Arbeit.

Zusammenfassend können die erheblichen psychosozialen Folgen der Dyshidrosis auf eine Funktionseinschränkung der Hand als Werkzeug und Kontaktorgan zurückgeführt werden.

3 Experimentelle Untersuchungen

3.1 Thermometrie

Die Regulation der Hauttemperatur erfolgt hauptsächlich durch Vasokonstriktion und Vasodilatation. Die Blutgefäße der Extremitäten sind hieran vorwiegend beteiligt (Kleine-Natrop 1961). Deshalb wirken sich periphere Durchblutungsstörungen auf die Thermoregulation an Händen und Füßen direkt aus. Da die *Dyshidrosis* eine palmoplantare Dermatose ist, liegt es nahe, diese Erkrankung thermometrisch zu untersuchen.

Thermometrische Studien anderer Hautkrankheiten liegen bereits vor. So konnte z.B. Schwiddessen (1983) bei Patienten mit Onychomykosen im Vergleich mit Kontrollpersonen eine signifikante Hypothermie nachweisen.

Die Mechanismen der Wärmeübertragung vom Körper an die Umgebung haben kürzlich Stüttgen und Flesch (1984) übersichtlich dargestellt. Es gibt grundsätzlich 4 verschiedene Möglichkeiten (Abb. 18):

1. Die **Wärmekonduktion** als Wärmeaustausch benachbarter Gewebe folgt dem Temperaturgefälle und ist in der Epidermis besonders hoch.

2. Die **Wärmekonvektion** erfolgt durch bewegliche Teilchen, die die Wärme transportieren. Im Körper ist das Blut, außerhalb desselben die Luft das Transportmedium.

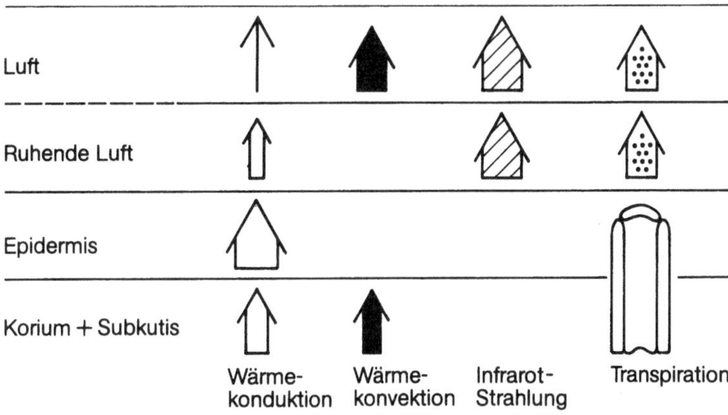

Abb. 18. Mechanismen der Wärmeübertragung. (Modifiziert nach Stüttgen und Flesch 1984)

3. Die **Wärmestrahlung** ist eine elektromagnetische Strahlung, die Wärme immateriell zwischen Körpern transportiert. Die Wärmestrahlung des menschlichen Körpers erfolgt vorwiegend im Spektralbereich des infra- und ultraroten Lichtes. Da das Gewebe selbst für diese Strahlung fast undurchlässig ist, kann die Wärmeübertragung durch Wärmestrahlung **im** Körper vernachlässigt werden.

4. Die **Transpiration** ist als perspiratio insensibilis oder sensibilis eine Funktion der Schweißdrüsen. Am Wärmetransport in den Schweißdrüsen hat allerdings nicht die direkte Schweißsekretion den entscheidenden Anteil, sondern das von Thiele beschriebene „heat pipe system". Dieses System führt durch Verdunstung von Flüssigkeit in tieferen Bereichen der Schweißdrüse zum Wärmeentzug aus der Umgebung (Übergang: flüssig – gasförmig) und gibt bei der Kondensation in hautoberflächennahen Bereichen die Wärme wieder ab (Übergang: gasförmig – flüssig) (Thiele 1976).

Stüttgen und Flesch geben als Verhältnis der transportierten Wärmemengen nahe der Hautoberfläche an: Wärmestrahlung: Verdunstung: Wärmeleitung = 1 : 0,3 : 0,1.

Hierbei ist eine Zimmertemperatur vorausgesetzt, Luftzug und perspiratio sensibilis sind ausgeschlossen (Stüttgen und Flesch 1984).

Die ärztliche Beurteilung der Hauttemperatur ist sicher so alt wie der Begriff *Fieber*. Sie erfolgte bis zur Entwicklung erster Thermometer im 19. Jahrhundert manuell. Später wurden unterschiedliche Methoden der Kontaktmessung angewandt (historische Übersicht bei Kleine-Natrop 1961).

Die Kontaktmessung hat prinzipielle Nachteile wie eine mögliche Reaktion der Haut auf den Berührungsreiz oder einen Wärmestau unter dem Meßfühler. Bedingt durch den Auflagedruck des Meßfühlers wird als obligater Meßfehler stets eine etwas höhere (Körperkern-)Temperatur gemessen, als sie tatsächlich an der Hautoberfläche vorliegt (Rietschel, Meffert und Sönnichsen 1969).

Im folgenden soll über Messungen mit einem Gerät berichtet werden, das die Wärmestrahlung im Infrarotbereich erfaßt. Hier erfolgen die Messungen kontaktlos, wodurch die genannten Nachteile entfallen.

3.1.1 Methode

Das untersuchte **Patientenkollektiv** bestand aus 54 Personen; hiervon waren 17 Männer und 37 Frauen. Als Kontrollgruppe fungierten 50 Personen, die Anzahl der Männer betrug 24, die der Frauen 26 (vgl. Kapitel 2.1). Bei 4 Personen des ursprünglichen Patientenkollektivs von 58 konnten die thermometrischen Messungen aus technischen Gründen nicht durchgeführt werden.

Die Messungen fanden unter standardisierten **Versuchsbedingungen** stets in demselben Labor statt. Es bestand die Möglichkeit, die Temperatur und Luftfeuchtigkeit zu regulieren und so konstante Bedingungen bezüglich der von Forck (1970) angeführten Hauptstörgrößen für die Hautthermometrie – und im Rückschluß die Hautdurchblutung – sicherzustellen.

Externe Versuchsbedingungen

1. Ort: Labor auf der Westseite der Hautklinik Münster
2. Zeitraum: 10/83 bis 12/83
3. Zeitpunkt: zwischen 9^{00} und 12^{00} Uhr
4. Raumtemperatur: 21 °C $\pm$ 1 °C
5. Luftfeuchtigkeit: 50% $\pm$ 5%

Die Versuchspersonen sollten vor dem Test im Bereich der Meßstellen keine Externa mehr anwenden. Der therapiefreie Zeitraum betrug mindestens 36 h. Die Haut war zum Testzeitpunkt trocken und rückstandsfrei. Der Zeitraum der Akklimatisation im Testlabor betrug in Übereinstimmung mit anderen Autoren 15–20 min (Rietschel, Meffert und Sönnichsen 1969, Mohnke 1984). In dieser Zeit waren die Teststellen entkleidet. Nach dem Entkleiden kühlt die Hautoberfläche bekanntlich zunächst ab, um nach 10–15 min ein annähernd konstantes Temperaturmuster aufzuweisen (Stüttgen und Flesch 1984).

Als **Meßgerät** wurde das eichfähige Thermophilsystem M 22 A mit dem Strahlungsfühler Typ T 1091 B verwandt (Fa. Ultracust – Gerätebau, Ruhmannsfelden). Der erfaßte Spektralbereich beträgt 8–14 μm und liegt im Bereich der Temperatureigenstrahlung der Haut. Die Meßanordnung ist unempfindlich gegen Tageslicht, nicht jedoch gegen Wärmequellen. Deshalb wurde ein Abstand zu Wärmequellen (Heizkörper) von mindestens 2 m eingehalten. Außerdem wurde beachtet, daß kein Luftzug während der Messungen auftrat. Die Anwärmzeit betrug in Abstimmung auf die Angaben des Herstellers mindestens 10 min, in der Regel aber 30 min. Die Meßzeit lag mit mindestens 5 s über der angegebenen Mindestmeßzeit. Daß das Infrarotmeßgerät ohne nennenswerte Trägheit auf Temperaturwechsel reagiert, wurde bereits nachgewiesen (Mohnke 1984). Das Gerät benutzt als Bezugsgröße die Umgebungstemperatur. Die Kalibrierung erfolgte durch einen eingebauten Eichstrahler. Die Eichung wurde grundsätzlich vor jeder Meßreihe und häufig auch während der Messungen überprüft.

Die Wärmestrahlung der Haut kann im wesentlichen als Temperaturstrahlung verstanden werden und liegt vorwiegend im Infrarotbereich (Stüttgen und Flesch 1984). Das Emissionsvermögen der Haut ist im infraroten Bereich fast so hoch wie das eines *schwarzen Körpers*. Der *schwarze Körper* ist definiert als ein Strahler, der von allen natürlichen Körpern die meiste Energie durch Temperaturstrahlung an die Umgebung abgeben kann. Bei der kontaktlosen Thermometrie werden für die Haut, die ein Emissionsvermögen von E ~ 0,98 hat, meßtechnisch die Strahlungseigenschaften eines schwarzen Körpers mit E = 1 angenommen. Hieraus können Abweichungen im Vergleich zur Kontaktmessung resultieren (ausführliche Ableitung und Darstellung bei Kleine-Natrop 1961, Stüttgen und Flesch 1984).

Der **Meßfelddurchmesser** der Meßanordnung schwankt je nach Hautabstand von 20 mm bei 10 mm Abstand bis 35 mm bei 35 mm Abstand (Abb. 19). Wir führten die Messungen in einem Abstand von 10–15 mm durch.
Es wurden 6 **Meßstellen** festgelegt:
1. der Mittelpunkt der linken Handinnenfläche (HL),
2. der Mittelpunkt der rechten Handinnenfläche (HR),
3. der Mittelpunkt der linken Unterarmbeugeseite (UL),

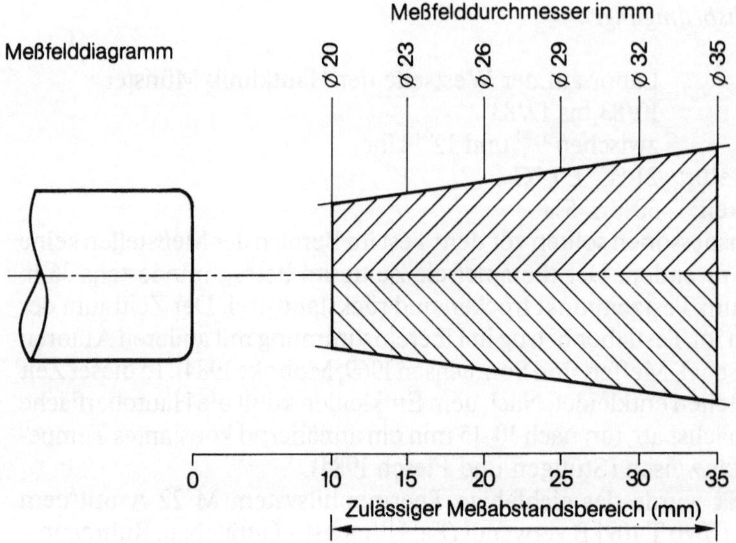

Abb. 19. Verhältnis von Meßfelddurchmesser und Meßabstand beim Strahlungsfühler Typ T 1091 B

4. der Mittelpunkt der rechten Unterarmbeugeseite (UR),
5. der Mittelpunkt der linken Fußsohle (FL),
6. der Mittelpunkt der rechten Fußsohle (FR).

Die Meßstellen umfassen neben den Prädilektionsstellen der Dyshidrosis, den Palmae und Plantae, bewußt die Unterarmbeugeseiten als Referenzstellen unbefallener Haut.

Die Messungen wurden am sitzenden Patienten durchgeführt. Die aufgestützten Hände befanden sich in Herzhöhe, die Füße frei schwebend ca. 10–30 cm oberhalb des Bodens.

3.1.2 Ergebnisse

Die Auswertung stützt sich auf 4 Kollektive mit unterschiedlicher Anzahl (N):
1. männliche Patienten (N = 17),
2. männliche Kontrollpersonen (N = 24),
3. weibliche Patienten (N = 37),
4. weibliche Kontrollpersonen (N = 26).

Diese Kollektive wurden hinsichtlich folgender Gesichtspunkte untersucht:
1. Bestehen Temperaturunterschiede zwischen Männern und Frauen?
2. Bestehen Differenzen im rechts-links-Vergleich?
3. Lassen sich wärmere und kältere Lokalisationen unterscheiden?
4. Bestehen Unterschiede zwischen den Patienten und den Kontrollpersonen?

Es wurden aus den jeweiligen Meßwerten u.a. die Mittelwerte (MW) und Standardabweichungen (SD) bestimmt (Tabelle 4).

Um die Verteilung der Daten beurteilen zu können, wurden Temperatur-

Tabelle 4. Mittelwerte der Hauttemperaturen bei Patienten und Kontrollpersonen

Lokalisation	Patienten M N = 17 MW (± SD)	Kontrolle M N = 24 MW (± SD)	Patienten F N = 37 MW (± SD)	Kontrolle F N = 26 MW (± SD)
HL	33,7 (± 1,0)	33,1 (± 1,0)	32,5 (± 1,5)	32,3 (± 1,9)
HR	33,7 (± 1,0)	33,1 (± 1,2)	32,9 (± 1,3)	32,5 (± 1,8)
UL	33,1 (± 0,8)	33,0 (± 0,6)	31,9 (± 0,8)	32,0 (± 0,7)
UR	33,1 (± 0,9)	33,1 (± 0,7)	32,0 (± 0,8)	32,1 (± 0,7)
FL	29,4 (± 1,5)	29,9 (± 1,4)	28,9 (± 1,6)	29,1 (± 1,5)
FR	29,9 (± 1,8)	30,0 (± 1,2)	29,1 (± 1,6)	29,2 (± 1,5)

M	Männer	*FL*	linker Fuß
F	Frauen	*FR*	rechter Fuß
HL	linke Hand	*N*	Anzahl
HR	rechte Hand	*MW*	Mittelwert
UL	linker Unterarm	*SD*	Standardabweichung
UR	rechter Unterarm		

gruppen mit 2 °C-Intervallen gebildet, so z.B. für die Fußdaten von 25,1–27,0 °C, von 27,1–29,0 °C, von 29,1–31,0 °C, von 31,1–33,0 °C und von 33,1–35,0 °C.

Die Verteilung gemäß dieser Klassierung ist exemplarisch für die Daten der rechten Fußsohle in den Abb. 20–23 wiedergegeben.

Annähernd lag eine Normalverteilung vor. Um Abweichungen zwischen den Mittelwerten auf ihre Signifikanz hin zu überprüfen, erfolgte die statistische Auswertung durch den t-Test nach Student. Im jeweiligen Test wurde beachtet, ob Vergleiche in oder zwischen den Kollektiven erfolgten, und entsprechend zwischen verbundenen und unverbundenen Stichproben unterschieden.

```
TEMP.FR

CODE
      I
  5.  ****** (        1)
      I  33.1-35.0  GRAD
      I
  4.  *************** (        3)
      I  31.1-33.0  GRAD
      I
  3.  ****************************************** (        7)
      I  29.1-31.0  GRAD
      I
  2.  ****************************** (        5)
      I  27.1-29.0  GRAD
      I
  1.  ****** (        1)
      I  25.0-27.0  GRAD
      I
      I.........I.........I.........I.........I.........I
      0         2         4         6         8        10
      FREQUENCY
```

Abb. 20. Verteilung der thermometrischen Daten bei den männlichen Patienten (N = 17)

```
      TEMP.FR


CODE
      I
   4. ********* (        3)
      I  31,1-33,0 GRAD
      I
   3. ********************************************** (      17)
      I  29,1-31,0 GRAD
      I
   2. ********* (        3)
      I  27,1-29,0 GRAD
      I
   1. **** (        1)
      I  25,0-27,0 GRAD
      I
      I..........I..........I..........I..........I..........I
      0          4          8          12         16         20
      FREQUENCY
```

Abb. 21. Verteilung der thermometrischen Daten bei den männlichen Kontrollpersonen (N = 24)

Zwischen den Kollektiven der **Männer und Frauen** wurden Differenzen der Temperaturmittelwerte festgestellt (Abb. 24). Die Temperaturmittelwerte sind stets bei den Männern höher. Eine Signifikanz erreichten die Differenzen bei den Patienten für die Lokalisationen
- linke Handinnenfläche $t = 3,14$, $p < 0,01$;
- rechte Handinnenfläche $t = 2,28$, $p < 0,05$;
- linker Unterarm $t = 4,9$, $p < 0,001$;
- rechter Unterarm $t = 4,42$, $p < 0,001$.


```
      TEMP.FR


CODE
      I
   5. **** (        1)
      I  33,1-35,0 GRAD
      I
   4. ****** (        2)
      I  31,1-33,0 GRAD
      I
   3. ********************************************** (      17)
      I  29,1-31,0 GRAD
      I
   2. ********************************************** (      13)
      I  27,1-29,0 GRAD
      I
   1. *********** (        4)
      I  25,0-27,0 GRAD
      I
      I..........I..........I..........I..........I..........I
      0          4          8          12         16         20
      FREQUENCY
```

Abb. 22. Verteilung der thermometrischen Daten bei den weiblichen Patienten (N = 37)

```
        TEMP.FR

CODE
     I
  4.  ********* (         3)
     I   31,1-33,0 GRAD
     I
  3.  ******************************** (      12)
     I   29,1-31,0 GRAD
     I
  2.  ************************* (       9)
     I   27,1-29,0 GRAD
     I
  1.  ****** (       2)
     I   25,0-27,0 GRAD
     I
     I.........I.........I.........I.........I.........I.........I
     0         4         8        12        16        20
        FREQUENCY
```

Abb. 23. Verteilung der thermometrischen Daten bei den weiblichen Kontrollpersonen
(N = 26)

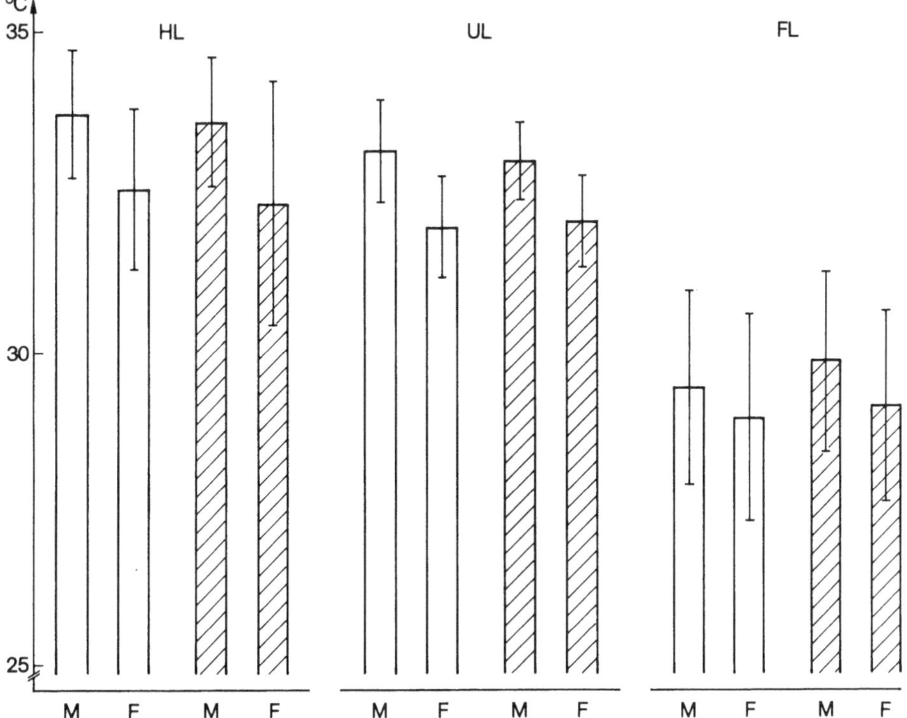

Abb. 24. Temperaturdifferenzen zwischen Männern und Frauen. (Die Werte für die
Kontrollpersonen sind immer schraffiert dargestellt.)

Bei den Kontrollpersonen fanden sich ebenfalls sehr hoch signifikante Differenzen für die Meßpunkte
- linker Unterarm   t =   4,8, p < 0,001;
- rechter Unterarm   t = 4,97, p < 0,001.

Dagegen wurde bezüglich der Handinnenfläche eine Signifikanz verfehlt:
- linke Handinnenfläche   t =   1,77, p = 0,084;
- rechte Handinnenfläche t =   1,39, p = 0,172.

Der Trend geht auch hier zu höheren Temperaturen für die Männer mit Differenzen von 0,6–0,8 °C. Da die Standardabweichungen für die Hände deutlich höher sind als für die Unterarme, ist eine Signifikanz nur bei durchschnittlich größeren Differenzen zu erreichen.

Das gleiche gilt für die Füße. Hier weisen die Temperaturmeßwerte zum Teil eine noch größere Streuung als an den Händen auf (Tabelle 4). Zwar sind die Mittelwerte der Männer um 0,5–0,8 °C höher, eine Signifikanz wird jedoch nicht erreicht. Für die rechte Fußsohle der Kontrollpersonen wird die einfache Signifikanz nur knapp verfehlt (t = 1,97, p = 0,55).

Aufgrund dieser Ergebnisse werden die Kollektive von Frauen und Männern auch weiterhin getrennt betrachtet.

Im **rechts-links-Vergleich** fällt auf, daß immer dann, wenn Differenzen in

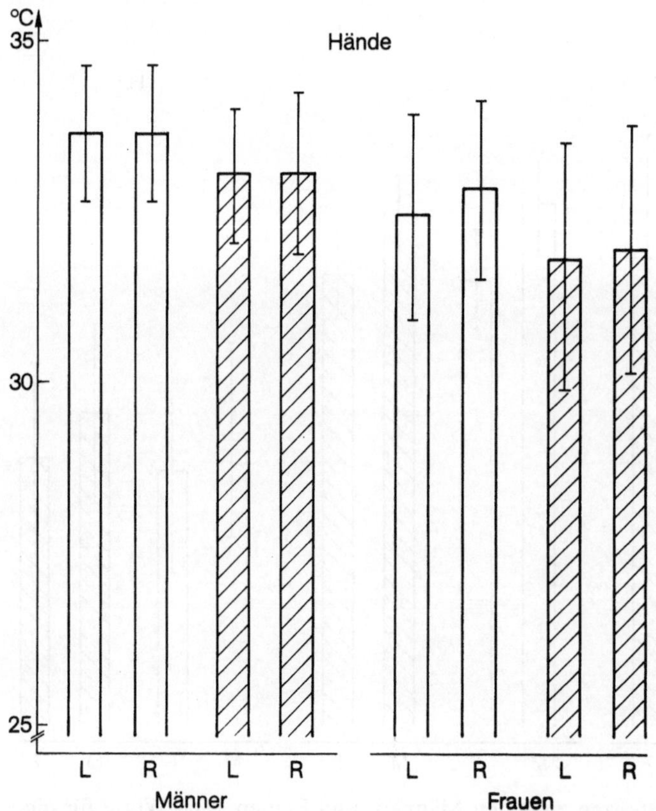

Abb. 25. Temperaturen der Hände im rechts-links-Vergleich

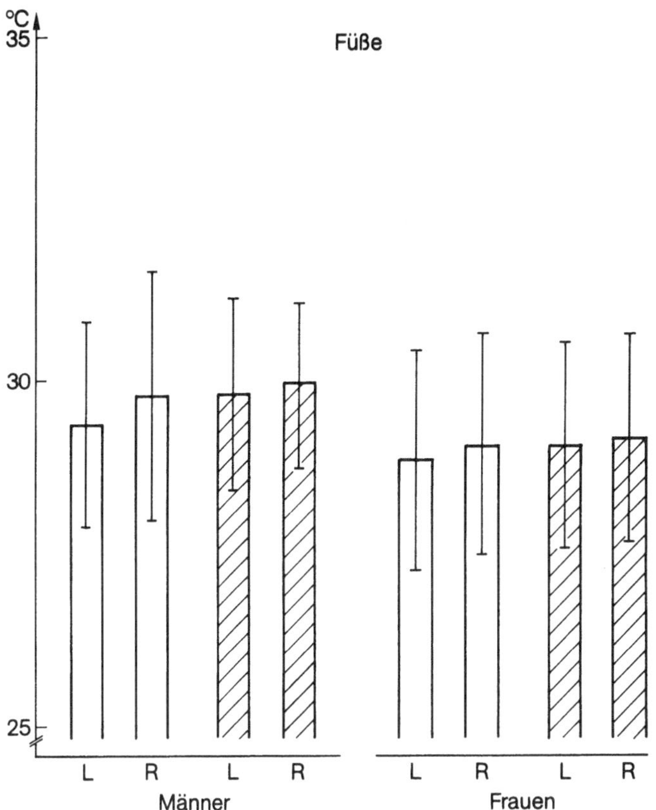

Abb. 26. Temperaturen der Füße im rechts-links-Vergleich

den Mittelwerten bestehen, diese auf einer höheren rechtsseitigen Temperatur beruhen (Abb. 25 und 26).

Eine sehr hohe Signifikanz erreichen die Unterschiede nur einmal bezüglich der Handinnenflächentemperaturen der Patientinnen (t = 3,89, p < 0,001). Bei den weiblichen Kontrollpersonen wird für die gleichen Meßpunkte die einfache Signifikanz knapp verfehlt (t = 2,04, p = 0,052).

Bei den Männern besteht die deutlichste Temperaturdifferenz zwischen rechter und linker Fußsohle der Patienten mit 0,5 °C. Dies kann als ein Trend interpretiert werden (t = 1,98, p = 0,065).

Eindeutige Unterschiede finden sich im Vergleich der verschiedenen **Lokalisationen** bei Männern wie Frauen (Abb. 27 und 28).

Die statistischen Werte sind in Tab. 5 wiedergegeben. Es besteht ein deutliches Temperaturgefälle von den Händen und Unterarmen zu den Füßen. Die Mittelwertdifferenzen von 2,9–4,3 °C zu den Füßen sind in allen Gruppen sehr hoch signifikant. Die Temperaturunterschiede zwischen Händen und Unterarmen sind dagegen nur bei den Patienten signifikant. Bei den Kontrollpersonen sind die Hände nicht signifikant wärmer als die Unterarme.

Beim *Vergleich der Patienten mit den Kontrollpersonen* lassen sich relativ ge-

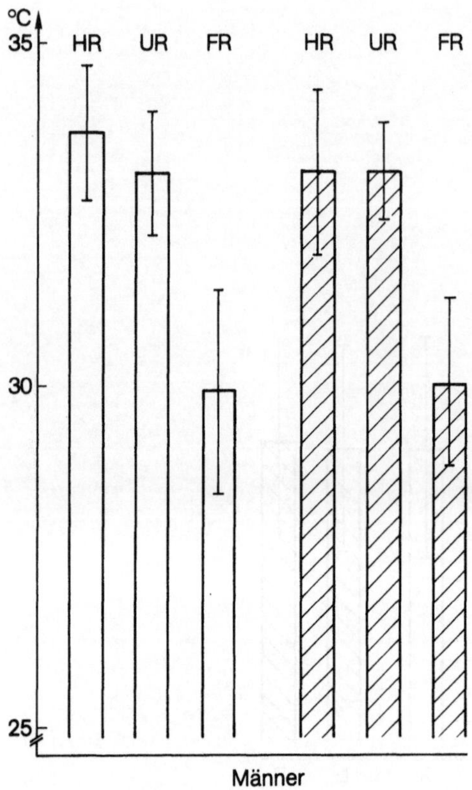

Abb. 27. Temperaturdifferenzen zwischen verschiedenen Lokalisationen bei den Männern

ringe Temperaturmittelwertdifferenzen an Händen und Füßen konstatieren (Tabelle 4; Abb. 24). Als Trend sind die Hände der Patienten wärmer (0,2–0,6 °C) und die Füße kälter (0,1–0,5 °C) als bei den Kontrollpersonen.

Eine Signifikanz wird nur einmal bei den Männern für die linke Handinnenfläche (t = 2,08, p < 0,05) erreicht. Für die rechte Handinnenfläche sind die Differenzen nicht signifikant (t = 1,76, p = 0,087).

Tabelle 5. Temperaturunterschiede zwischen den Lokalisationen im t-Test. Das Signifikanzniveau p ist in Klammern angegeben (jeweils nach der Prüfgröße t).

	Patienten M	Kontrollen M	Patienten F	Kontrollen F
HL – FL	11,13 (0,001)	13,39 (0,001)	14,16 (0,001)	8,54 (0,001)
UL – FL	9,47 (0,001)	11,78 (0,001)	11,21 (0,001)	9,75 (0,001)
HL – UL	9,39 (0,001)	0,54 (---)	2,23 (0,05)	0,66 (---)
HR – FR	9,39 (0,001)	8,97 (0,001)	14,99 (0,001)	8,54 (0,001)
UR – FR	7,93 (0,001)	14,57 (0,001)	10,07 (0,001)	9,46 (0,001)
HR – UR	2,73 (0,05)	0,16 (---)	4,17 (0,001)	1,34 (---)

M	Männer	*UL*	linker Unterarm
F	Frauen	*UR*	rechter Unterarm
HL	linke Hand	*FL*	linker Fuß
HR	rechte Hand	*FR*	rechter Fuß

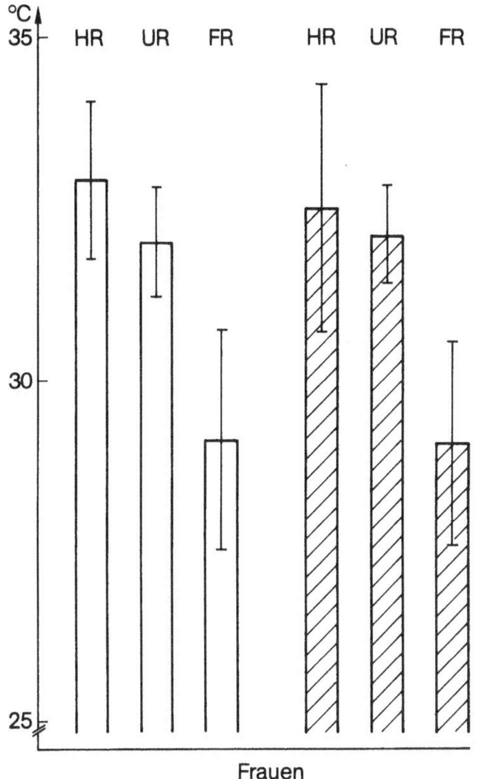

Abb. 28. Temperaturdifferenzen zwischen verschiedenen Lokalisationen bei den Frauen

3.1.3 Diskussion

Durch die obigen thermometrischen Untersuchungen konnten signifikante geschlechtsspezifische Temperaturdifferenzen an den hautgesunden Unterarmen sowohl bei den Patienten als auch bei den Kontrollpersonen nachgewiesen werden.

Die Beobachtung, daß Männer eine höhere Temperatur aufweisen, hat bereits Mali 1951 mitgeteilt, während Galen und Klüken keinen eindeutigen Unterschied fanden (Mali 1951, zitiert nach Kleine-Natrop 1961, Gahlen und Klüken 1953). Schwiddessen fand 1983 zwischen Männern und Frauen an den Großzehenkuppen durchschnittliche Temperaturdifferenzen von 0,4 °C. Er stellte jedoch keine Signifikanz fest.

Auf dem Boden unserer Messungen kann allerdings nicht generell gesagt werden, daß Männer nicht nur wärmere Unterarme, sondern auch wärmere Hände als Frauen haben. Es wurden diesbezüglich nur bei den Patienten signifikante Differenzen nachgewiesen, nicht aber bei den Kontrollpersonen.

Wir führen dieses Ergebnis darauf zurück, daß
a) die Entzündungsreaktion bei der Dyshidrosis zu einer Hyperthermie führt und
b) der Schweregrad der Krankheit bei den Männern im Durchschnitt größer

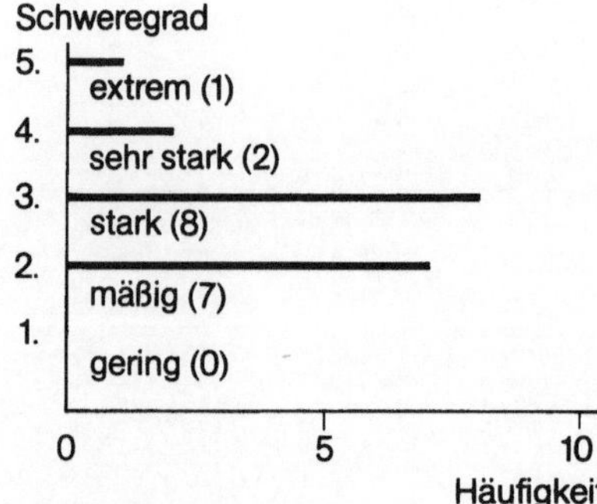

Abb. 29. Schweregrade der Dyshidrosis bei den Männern

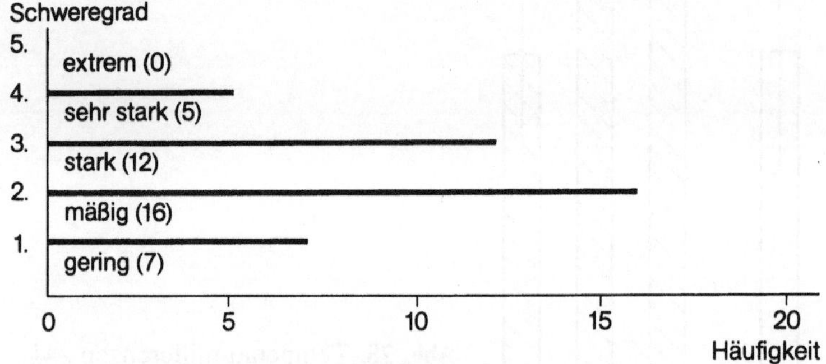

Abb. 30. Schweregrade der Dyshidrosis bei den Frauen

war als bei Frauen mit der Folge, daß die Hyperthermie ausgeprägter war (Abb. 29 und 30, vgl. Tabelle 4).

Die Anzahl der Männer mit den Schweregraden geringer (1) und mäßiger (2) Ausprägung beträgt 7 (39%), die der Frauen 23 (58%).

Die stärkere Ausprägung der Dyshidrosis bei den männlichen Patienten erklärt auch, daß nur bei ihnen eine signifikante Temperaturdifferenz einer Handinnenfläche zur Kontrollgruppe nachweisbar war.

In den Abb. 31 und 32 sind für Männer und Frauen die einzelnen gemessenen Temperaturen der linken Handinnenfläche dem jeweiligen Schweregrad 1–5 zugeordnet. Auffallend ist, daß die Patientinnen mit geringer Dyshidrosis (= Schweregrad 1) auch die niedrigsten Handtemperaturen haben. Es läßt sich jedoch nicht eine eindeutig linear ansteigende Temperatur mit zunehmendem Schweregrad feststellen. Hierzu sind einerseits die Fallzahlen zu gering, und andererseits gehen in den Schweregrad als Faktoren eben nicht nur die Rötung, sondern auch die Schuppung, die Bläschenbildung, der Juckreiz und der Fußbefall ein (vgl. Kapitel 2.5).

Die Hypothese, daß die Entzündungsreaktion erhöhte Temperaturen bewirkt, erklärt, daß nur bei den Patienten signifikant wärmere Hände als Unterarme vorlagen, nicht aber bei den Kontrollpersonen.

Diese Hypothese begründet ebenso die im Durchschnitt gegenüber Kontrollpersonen erhöhten Temperaturen bei Patienten mit Fußpilzinfektionen, die Mohnke (1984) und Schwiddessen (1983) fanden.

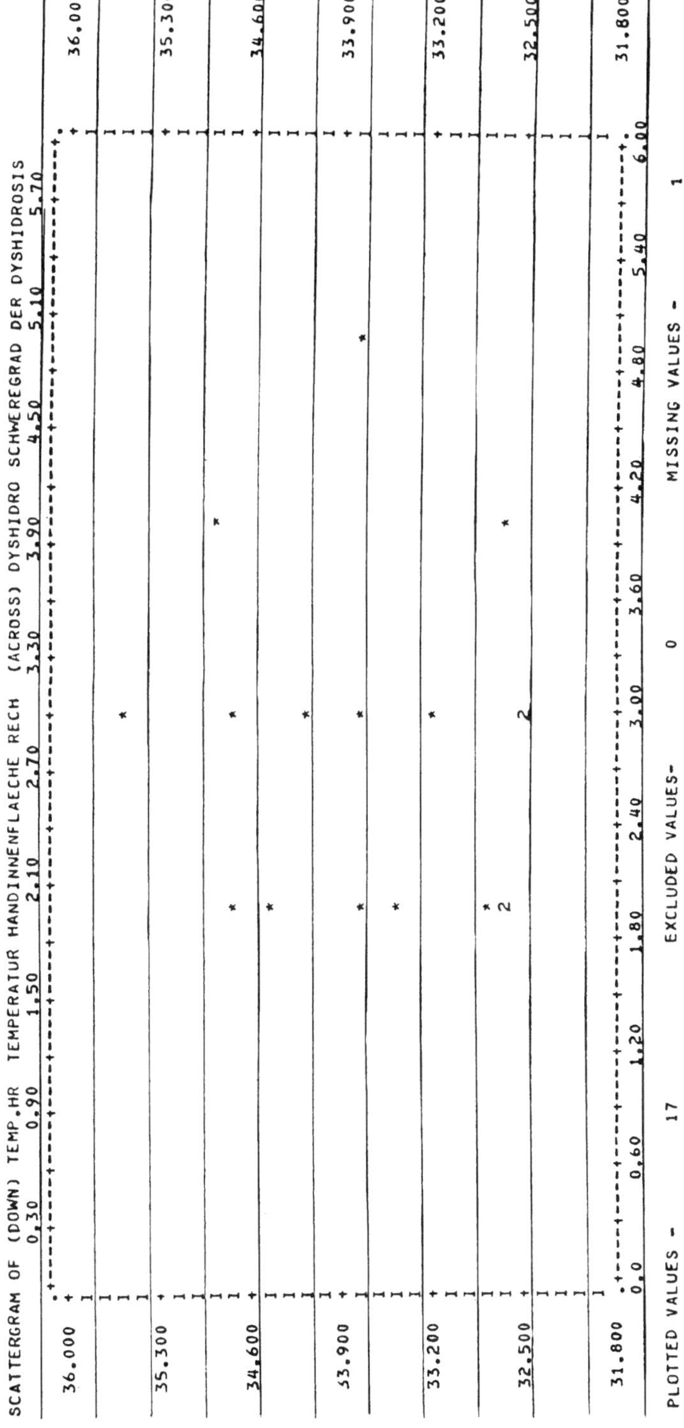

Abb. 31. Zuordnung der Temperaturen der rechten Hand zu den verschiedenen Schweregraden für die Männer

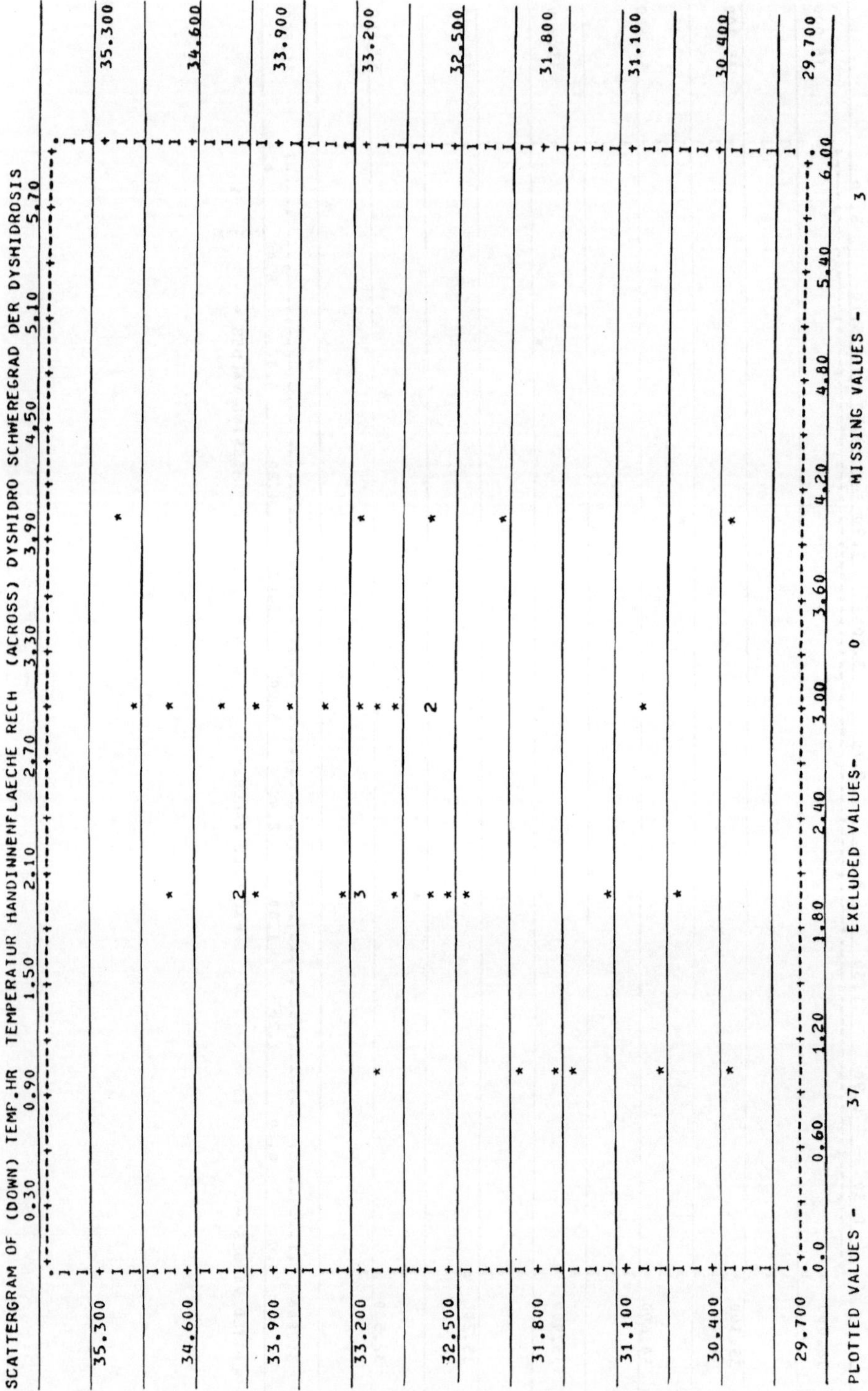

Abb. 32. Zuordnung der Temperaturen der rechten Hand zu den verschiedenen Schweregraden für die Frauen (Beachte im Vergleich zu Abb. 31 das niedrigere Temperaturniveau!)

Die deutlichen Temperaturdifferenzen von Händen und Unterarmen zu den Füßen sind bekannt (Ude 1976, 1978, Schwiddessen 1983, Mohnke 1984). Ude (1978) konnte bereits zeigen, daß zwar in der Regel die Temperaturen in der Körperperipherie niedriger sind, die Palmae hier aber aufgrund der vermehrten Vaskularisation eine Ausnahme bilden und in ihrer durchschnittlichen Temperatur mit den Axillen übereinstimmen.

Die bei den Patienten durchschnittlich niedrigeren Fußtemperaturen erreichten in keinem Fall die einfache Signifikanz und können somit nicht als „hartes" Kriterium der Dyshidrosis gewertet werden.

Erschwert wird die Beurteilung dadurch, daß die Meßwerte in den distalen Extremitätenabschnitten eine größere Streubreite haben als proximal (vgl. die Standardabweichung).

Der Trend zu rechtsseitig höheren Temperaturen bei Männern und Frauen mit signifikanten Unterschieden zwischen den Handinnenflächen der Patientinnen kann mit unserer Beobachtung in Zusammenhang gebracht werden, daß die Patienten bis auf eine Ausnahme Rechtshänder waren. Denkbar ist, daß eine differenziertere nervale Versorgung mit einer erhöhten Durchblutung korreliert. Diese Hypothese ist aufgrund unserer Befunde allerdings nicht hinreichend zu begründen und muß als spekulativ gelten. Zwar finden sich auch in Untersuchungen von Mohnke (1984) bei Warzenpatienten Temperaturmittelwertdifferenzen an Handinnenflächen, -außenseiten, Fußrücken und -sohlen zugunsten der rechten Seiten, der Anteil der Rechtshänder wurde aber ebensowenig bestimmt wie bei unseren Kontrollpersonen. Eine Überprüfung unserer Hypothese ist so möglich, daß die Temperaturen an den gleichen Meßpunkten bei einem Kollektiv von Linkshändern überprüft werden. Wenn die nervale Versorgung mit einer stärkeren Durchblutung einhergeht, so müßten in diesem Fall linksseitig erhöhte Temperaturen nachweisbar sein.

Die kritische Wertung thermometrischer Untersuchungen muß insbesondere 2 Punkte berücksichtigen.

1. Durch lokal wirksame Corticosteroide kann eine erhöhte Wärmestrahlung unterdrückt werden. Stüttgen, Flesch und Eilers (1983) fanden auf lokal mit Kortikosteroiden vorbehandelter Haut eine Verlängerung der Latenzzeit von 1–2 Tagen, bis sich im Vergleich zur Kontrolle eine allergische Testreaktion vom Spättyp entsprechend entwickelt hatte.

Wir hatten mit unseren Patienten eine Mindestzeit von 36 h ohne Anwendung lokal wirksamer Kortikosteroide vor den Messungen vereinbart. Ein längeres Intervall erschien nicht zumutbar. Nach dieser Zeit sind vasokonstriktorische Effekte jedoch nicht mit Sicherheit auszuschließen (Stüttgen, mündliche Mitteilung 1984).

2. Die individuelle vegetative Regulation der peripheren Durchblutung ist von zahlreichen Einflüssen abhängig, die experimentell nicht konstant gehalten werden können. So kommt es z.B. zu einem Temperaturanstieg nach dem Genuß von Alkohol bzw. Tee, während das Rauchen zur Vasokonstriktion führt (Kapitel 2.6).

Darüber hinaus sind auch „bedingte Reflexe" bekannt, wie sie Pawlow in klassischer Weise bei Hunden nachgewiesen hat, wo eine Scheinfütterung zur erhöhten Magensaftsekretion führte. Kleine-Natrop (1961) hat berichtet, daß ein

Temperaturanstieg der Haut nicht notwendig den tatsächlichen Teegenuß erfordert, sondern bereits durch den Anblick des warmen Tees zu provozieren ist.

Unsere Befunde stehen nicht im Widerspruch zu denen, die Storck, Strahler und Gloor (1972) bei der atopischen Dermatitis fanden. Die Autoren maßen an den Prädilektionsstellen (Ellenbogen, Kniekehlen) erhöhte Hauttemperaturen. An den Fingern und Zehen fanden sie dagegen tiefere Basaltemperaturen.

Bei den von uns untersuchten Patienten fanden sich erhöhte Temperaturen bei der Dyshidrosis an der Prädilektionsstelle *Handinnenfläche*. An den Fußsohlen, die bei weniger Patienten und in geringerer Ausprägung betroffen waren, ging der Trend jedoch bereits zu relativ niedrigeren Temperaturen, obwohl auch hier wegen der Entzündungsreaktionen intraindividuelle Erwärmungen vorlagen.

Ein direkter Vergleich mit der Studie der atopischen Dermatitis ist nicht möglich, da die Meßpunkte differieren.

Zur Thermoregulation bei der Dyshidrosis liegt uns nur eine Mitteilung vor. Atlas publizierte 1962 Untersuchungsergebnisse von 75 Patienten. Es wurden u.a. Asymmetrien und bei vielen Patienten paradoxe Reaktionen (Erniedrigung von Körper- und Hauttemperatur bei Wärmestimulation) gefunden. Diese Ergebnisse werden auf Funktionsstörungen im Nervensystem, speziell inhibitorische Phasen im ZNS, zurückgeführt.

Bei der atopischen Dermatitis fanden Borelli und Kopecká bereits 1966 vergleichbare paradoxe Reaktionen auf thermische Reize. Koscard, Ofner und Broe kamen 1973 zu ähnlichen Ergebnissen. Sie beobachteten bei Atopikern nach der Erwärmung eines Arms die Abkühlung des anderen, nicht betroffenen. Bei gesunden Probanden kommt es dagegen zu gleichsinnigen Erwärmungen der symmetrischen Extremität. Die Autoren folgern eine erhöhte Tendenz zur Vasokonstriktion bei der atopischen Dermatitis und führen dies auf eine Defizienz der β-adrenergen Rezeptoren zurück. Sie beziehen sich hierbei auf eine Theorie zum Atopie-Syndrom von Szentivanyi, auf die in Kapitel 5 noch detailliert eingegangen wird.

Zusammenfassend ist festzuhalten, daß die Dyshidrosis mit Temperaturerhöhungen an den befallenen Händen einhergeht. Möglicherweise reagieren Patienten mit dyshidrotischem Ekzem in ähnlich paradoxer Weise auf thermische Reize wie die mit atopischer Dermatitis. Hierzu sind weitere Untersuchungen erforderlich.

3.2 Hygrometrie

Der Wassergehalt der Hornschicht wird multifaktoriell beeinflußt. Er hängt ab von individuellen Bedingungen wie Haut- und Körpertemperatur, perspiratio insensibilis und sensibilis, dem transepidermalen Wasserverlust (TWL) oder wasserbindenden Substanzen in den Keratinozyten, den sog. Natural Moisturizing Factors (NMF).

Als objektive Parameter sind speziell die Luftfeuchtigkeit und -temperatur zu berücksichtigen (Clar 1981, Gloor 1982a).

Die Menge oder Zusammensetzung der Hautoberflächenlipide und insbesondere der Anteil von Cholesterin haben dagegen keinen direkten Einfluß auf die Hornschichtfeuchtigkeit. Indirekt sind die epidermalen Lipide durch ihre Effekte auf die NMF von Bedeutung, so verhindern sie u.a. deren rasche Ausschwemmung bei Wasserkontakt (Gloor 1981, 1982a, 1982b).

Mit Hilfe der Tesafilmabrißmethode konnte Blank schon 1953 zeigen, daß die Wasserdiffusion so lange nur wenig beschleunigt wird, wie die unterste Schicht des Stratum corneum intakt ist. Diese Barrierefunktion erklärt die Beobachtung, daß der Wassergehalt der Hornschicht deutlich niedriger ist als der lebender Epidermis (Blank 1953, Gloor 1982a).

Die Feuchtigkeit der Hornschicht ist wesentlich für ihre Schutzfunktion. Nach starker Austrocknung kommt es zum *Etat craquelé*. Eine chronische Schädigung führt zur traumiterativen Dermatitis, die nach Malten z.B. durch ein mehr als 20maliges gründliches Waschen provoziert wird (Malten 1981, Tronnier 1984). Reinigungsprozesse verursachen die meisten exogenen Schädigungen der Hornschichthydratation.

Durch Tenside können die NMF entfernt werden, es kommt zur Austrocknung (Gloor 1982a). Die Ablösbarkeit der Hornschicht ist bei befeuchteter Oberfläche erhöht (Klaschka 1980).

Die Biegsamkeit der Hornschicht hängt vom Wassergehalt ab (Hjorth 1975). Das dehydrierte Stratum corneum bricht leichter, es führt zum einen zu einer erhöhten Wasserdiffusion aus der Haut, zum anderen ist es leichter penetrierbar für Irritantien (Blank 1953, Tronnier 1984, Grosshans 1984, Frosch 1985). Die Feuchtigkeitsabgabe der Haut rekrutiert sich aus dem transepidermal diffundierten Wasserdampf und der Schweißsekretion. Das während der Keratinisation freigesetzte Wasser ist zu vernachlässigen (Stüttgen 1974). Unter Ruhebedingungen geben nach Thiele nur 5% der Schweißdrüsen Wasserdampf an die Atmosphäre ab, dieser Anteil kann auf 50% steigen, wenn es die Regulation der Körpertemperatur erfordert (Thiele 1976). Eine erhöhte Wasserdampfabgabe führt zur Abkühlung der Haut (Stüttgen 1983).

Aufgrund der engen physiologischen Beziehungen von Hauttemperatur und Hydratation erschien es sinnvoll, bei der Dyshidrosis neben den thermometrischen auch hygrometrische Untersuchungen durchzuführen, um entscheiden zu können, ob pathologische Charakteristika wie die immer wieder angeführte *Hyperhidrosis* objektivierbar sind (vgl. Kapitel 1.7).

3.2.1 Methoden

Es sind diverse in-vitro- und in-vivo-Meßverfahren zur Ermittelung der Hautfeuchtigkeit bekannt (Übersicht bei Gloor 1982a, 1982b). Als Meßverfahren wurden zwei nichtinvasive in-vivo-Methoden gewählt, die Bestimmung des transepidermalen Wasserverlustes (TWL) und der Gleichstromleitfähigkeit der Haut. Die Bestimmung des TWL erfolgte mit dem **Evaporimeter EP 1** (Firma Servomed, Schweden). Das Meßprinzip des Gerätes basiert auf dem Gesetz der Wasserdiffusion. Zwei Fühlerpaare messen die Temperatur und die Luftfeuchtigkeit (Abb. 33; Nilsson, Sedin und Öberg 1975). Dadurch kann der Partialdruck

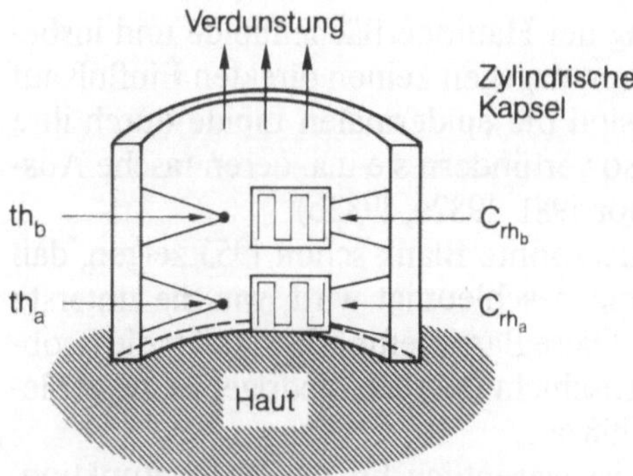

Abb. 33. Sonde des Evaporimeter im schematischen Längsschnitt. Die Fühlerpaare geben die Luftfeuchtigkeit (C_{rh_a}, C_{rh_b}) und Temperatur (th_a, th_b) als elektrische Signale an einen im Gerät integrierten Rechner weiter, der den transepidermalen Wasserverlust ermittelt

des Wasserdampfes in der Luft in zwei verschiedenen Ebenen bestimmt werden. Ein Rückschluß auf die Wasserverdunstung erfolgt über den Gradienten des Partialdruckes, der dem Verdunstungsgrad direkt proportional ist.

Die Handhabung des Gerätes ist einfach, die Sonde wird dem Testareal aufgelegt. Die Haut wird nicht irritiert, die Testperson nicht geschädigt. Das Gerät ist bereits von verschiedenen Autoren erprobt worden (Idson 1978, Tronnier 1980, Frosch 1985).

Die Gleichstromleitfähigkeit wurde durch das **Hygroton-RF-820** ermittelt (Firma Liebisch, Bielefeld). Das von Wienert, Hegener und Sick entwickelte Gerät bestimmt die Gleichstromleitfähigkeit der Haut bei einem Differentialpotential von 3 V. Es basiert auf der Erkenntnis, daß der elektrische Widerstand der Hornschicht ihrem Wassergehalt umgekehrt proportional ist. Die Messung erfolgt durch zwei Edelstahlelektroden, die in einem Kunststoffgehäuse federnd gelagert sind (Abb. 34). Erst wenn die Elektroden durch einen definierten Druck in das Gehäuse geschoben worden sind, wird ein Tastschalter betätigt, der den

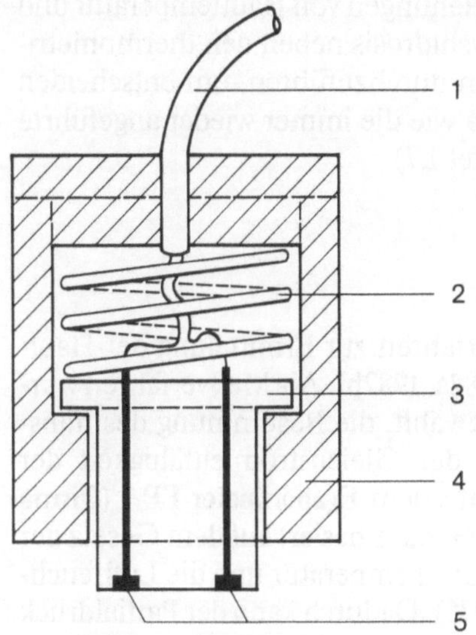

Abb. 34. Meßkopf des Hygroton im schematischen Längsschnitt. Durch einen für jeden Meßvorgang gleichen Druck gegen eine Schraubenfeder (2) wird der Halter (3) mit den beiden Elektroden (5) in das Polyamid-Gehäuse (4) geschoben. Ein nicht eingezeichneter Tastschalter schließt den Stromkreis. Die Leitung (1) verbindet Meßkopf und Meßgerät

Meßvorgang auslöst. Das Gerät wandelt die gemessene Gleichstromleitfähigkeit direkt in numerische Werte für die relative Hornschichtfeuchtigkeit (RHF) um (Ableitung bei Wienert, Hegener und Sick 1981).

Nach Angaben der Autoren korreliert die gemessene Leitfähigkeit mit der mittleren Feuchtigkeit der Hornschicht. Tronnier (1984) ist dagegen aufgrund eigener Widerstandsmessungen davon überzeugt, daß die gemessenen Leitfähigkeiten vorwiegend die Verhältnisse der Hornschichtoberfläche wiedergeben.

Die Handhabung des Gerätes ist ebenfalls einfach und für die Testpersonen ohne Nachteil. Das Testareal wird jedoch durch den Meßvorgang verändert, da es infolge der Okklusion durch den metallenen Meßkopf zum Anstieg der Hautfeuchtigkeit kommt.

Das Hygroton wurde bisher u.a. zur Erfassung des hydratisierenden Effekts von Externa eingesetzt (Wienert und Sick 1982, Huzs und Simon 1984).

Die mit den beiden Methoden **untersuchte Gruppe** bestand aus 57 Patienten (17 Männer, 40 Frauen) und 50 Kontrollpersonen (24 Männer, 26 Frauen). Die hygrometrischen Messungen wurden für jeden Patienten zusammen mit den thermometrischen am selben Tag durchgeführt.

Die **Versuchsbedingungen** waren genauso standardisiert, wie in Kapitel 3.1.1 ausgeführt. Die Geräte wurden gemäß den Angaben der Hersteller bedient. Die **Meßzeiten** betrugen pro Messung für das Evaporimeter 1 min und für das Hygroton 3–5 s. Die **Meßstellen** waren für das Evaporimeter identisch mit den thermometrischen und umfaßten die Mittelpunkte beider Handinnenflächen (HL, HR), der Unterarmbeugeseiten (UL, UR) und Fußsohlen (FL, FR). Die Konkavität von Palmae und Plantae ließ Messungen mit dem Hygroton im Bereich der Mittelpunkte in der Regel nicht zu, da der Meßkopf zu groß war, um so aufgesetzt werden zu können, daß Meßfläche und äußerer Meßkopfrand komplett der Haut auflagen. Deshalb wurden die Meßareale an den Händen (HL, HR) nach medial zum Daumenballen und an den Fußsohlen (FL, FR) zum lateralen Fußrand hin verschoben.

3.2.2 Ergebnisse

Die Auswertung erfolgte analog zu Kapitel 3.1.2 und umfaßte die Kollektive
1. männliche Patienten (N = 17),
2. männliche Kontrollpersonen (N = 24),
3. weibliche Patienten (N = 40),
4. weibliche Kontrollpersonen (N = 26).

Der transepidermale Wasserverlust (TWL) und die relative Hornschichtfeuchtigkeit (RHF) wurden jeweils verglichen in bezug auf
1. geschlechtsspezifische Unterschiede,
2. Seitengleichheit,
3. topographische Differenzen und
4. durch die Dyshidrosis bedingte Abweichungen.

Zusätzlich wurden die durch die verschiedenen Methoden gewonnenen Meßergebnisse miteinander korreliert.

Die Tabelle 6 und 7 geben die Mittelwerte (MW) und Standardabweichun-

Tabelle 6. Mittelwerte des transepidermalen Wasserverlustes (TWL) g/m^{2}h

Lokalisation	Patienten M N = 17 MW ($\pm$ SD)	Kontrolle M N = 24 MW ($\pm$ SD)	Patienten F N = 40 MW ($\pm$ SD)	Kontrolle F N = 26 MW ($\pm$ SD)
HL	51,2 ($\pm$ 12,3)	51,7 ($\pm$ 16,1)	47,0 ($\pm$ 15,4)	47,3 ($\pm$ 16,5)
HR	55,5 ($\pm$ 13,5)	51,3 ($\pm$ 14,7)	47,0 ($\pm$ 13,7)	47,1 ($\pm$ 16,4)
UL	11,9 ($\pm$ 11,6)	7,2 ($\pm$ 6,9)	8,2 ($\pm$ 7,1)	5,5 ($\pm$ 4,3)
UR	13,6 ($\pm$ 12,8)	5,9 ($\pm$ 9,3)	9,0 ($\pm$ 8,4)	5,0 ($\pm$ 3,9)
FL	41,1 ($\pm$ 13,6)	39,4 ($\pm$ 15,4)	37,6 ($\pm$ 15,8)	33,7 ($\pm$ 14,7)
FR	41,3 ($\pm$ 17,1)	37,7 ($\pm$ 16,4)	37,9 ($\pm$ 16,2)	34,4 ($\pm$ 15,7)

M	Männer	*FL*	linker Fuß
F	Frauen	*FR*	rechter Fuß
HL	linke Hand	*N*	Anzahl
HR	rechte Hand	*MW*	Mittelwert
UL	linker Unterarm	*SD*	Standardabweichung
UR	rechter Unterarm		

gen (SD) für die an den verschiedenen Lokalisationen bestimmten Meßwerte getrennt für TWL und RHF wieder.

Da eine vergleichbare Verteilung der Daten wie in Kapitel 3.1.2 vorlag, erfolgte die statistische Auswertung wiederum durch den t-Test nach Student.

Ein Unterschied zwischen den thermometrischen und hygrometrischen Meßdaten ist die bei letzteren deutlich größere Streuung, was zu entsprechend hohen Standardabweichungen führt. Im Vergleich der beiden hygrometrischen Meßverfahren ist die Standardabweichung bei der RHF absolut betrachtet höher als beim TWL. Dies wird aber relativiert durch die ebenfalls höheren Mittelwerte.

Tabelle 7. Mittelwerte der relativen Hornschichtfeuchtigkeit (RHF) %

Lokalisation	Patienten M N = 17 MW ($\pm$ SD)	Kontrolle M N = 24 MW ($\pm$ SD)	Patienten F N = 40 MW ($\pm$ SD)	Kontrolle F N = 26 MW ($\pm$ SD)
HL	73,5 ($\pm$ 18,3)	77,9 ($\pm$ 18,5)	78,3 ($\pm$ 20,7)	75,2 ($\pm$ 16,1)
HR	76,3 ($\pm$ 20,3)	78,0 ($\pm$ 22,5)	78,1 ($\pm$ 19,9)	77,5 ($\pm$ 17,5)
UL	22,1 ($\pm$ 19,2)	18,4 ($\pm$ 21,2)	16,4 ($\pm$ 21,4)	15,9 ($\pm$ 17,9)
UR	23,1 ($\pm$ 20,4)	19,1 ($\pm$ 21,7)	14,9 ($\pm$ 19,2)	15,4 ($\pm$ 16,4)
FL	53,9 ($\pm$ 26,2)	62,9 ($\pm$ 23,9)	64,2 ($\pm$ 24,8)	64,7 ($\pm$ 20,8)
FR	53,9 ($\pm$ 24,3)	61,3 ($\pm$ 22,9)	66,1 ($\pm$ 24,7)	64,6 ($\pm$ 20,9)

M	Männer	*FL*	linker Fuß
F	Frauen	*FR*	rechter Fuß
HL	linke Hand	*N*	Anzahl
HR	rechte Hand	*MW*	Mittelwert
UL	linker Unterarm	*SD*	Standardabweichung
UR	rechter Unterarm		

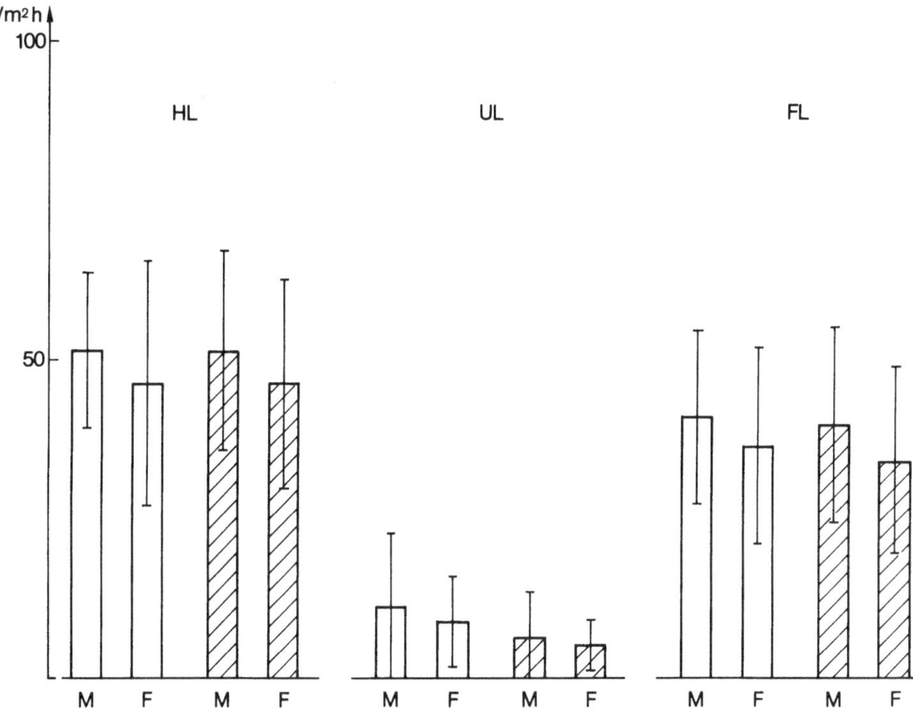

Abb. 35. Transepidermaler Wasserverlust (TWL) bei Männern und Frauen

Zwischen **Männern und Frauen** bestehen Unterschiede im TWL, der stets bei den Männern durchschnittlich höher ist (Abb. 35). Statistisch signifikant sind die Differenzen bei den Patienten für die rechte Handinnenfläche ($t = 2{,}15$, $p < 0{,}05$).

Die RHF ist uneinheitlich (Abb. 36). Hinsichtlich der Hände bestehen keine eindeutigen Differenzen, an den Unterarmen sind die Daten der Männer höher, an den Füßen dagegen die der Frauen, was als Trend angesehen werden kann (für FL: $t = 1{,}41$, $p = 0{,}164$; für FR: $t = 1{,}72$, $p = 0{,}091$). Im **rechts-links-Vergleich** bestehen weder für den TWL noch für die RHF erhebliche Differenzen (vgl. Tab. 6 und 7). Es liegt eine Seitengleichheit der Hautfeuchtigkeit und ihrer Abgabe vor.

Dagegen sind die Unterschiede zwischen den **Lokalisationen** für beide Meßverfahren in der Regel hoch ($p < 0{,}01$) oder sehr hoch ($p < 0{,}001$) signifikant, was die Abb. 35 und 36 bereits verdeutlichen. Nur in zwei Fällen handelt es sich um eine einfache Signifikanz: beim TWL der männlichen Patienten zwischen HL und FL ($t = 2{,}30$, $p = 0{,}036$) und bei der RHF weiblicher Kontrollpersonen zwischen HR und FR ($t = 2{,}63$, $p = 0{,}014$).

Zwischen **Patienten und Kontrollpersonen** bestanden deutliche Differenzen beim TWL an den Unterarmen und geringe an den Fußsohlen (Abb. 37). Der Wasserverlust der Patienten war hier höher, nicht aber in den Handinnenflächen.

Die statistischen Werte für die Unterarme lauten:

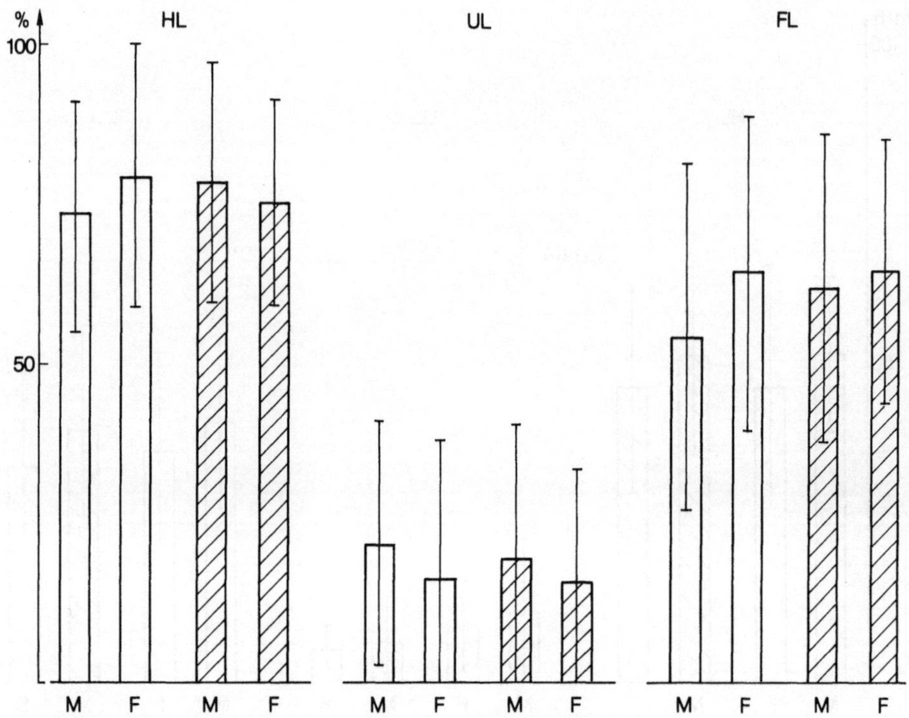

Abb. 36. Relative Hornschichtfeuchtigkeit (RHF) bei Männern und Frauen

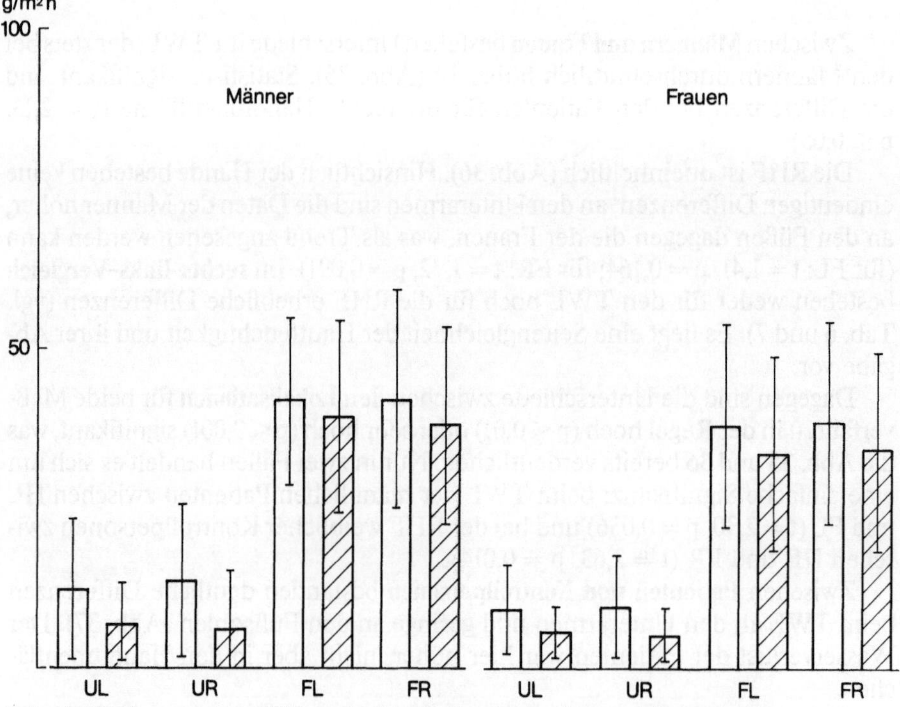

Abb. 37. Differenzen im TWL zwischen Patienten und Kontrollpersonen

Männer links: t = 1,63,   p = 0,110;
          rechts: t = 2,23,   p = 0,032.
Frauen links: t = 1,70,   p = 0,093;
          rechts: t = 2,30,   p = 0,025.

Es liegen in beiden Gruppen am rechten Unterarm signifikante Differenzen vor, für den linken Unterarm können die Unterschiede als Trend interpretiert werden.

In der RHF fanden sich dagegen keine auffälligen Unterschiede.

Die mit beiden Meßmethoden erhobenen Daten wurden miteinander korreliert (Tabelle 8). Der Korrelationskoeffizient R kann zwischen 0 (d.h. keine Korrelation) und ± 1 (d.h. die Datenpaare befinden sich auf einer Geraden) liegen. In unserem Fall schwankte er zwischen 0,22 und 0,81. Die Abb. 38 gibt die Lage einer typischen Punktwolke für R = 0,62 wieder.

Die Korrelation zwischen RHF und TWL wurde in insgesamt 24 Fällen bestimmt. Sie war 11mal sehr hoch signifikant ($p < 0,001$), 7mal hoch signifikant ($p < 0,01$) und 2mal signifikant ($p < 0,05$). In 4 Fällen wurde keine Signifikanz erreicht, wobei 3mal das mit 17 Personen kleinste Kollektiv der männlichen Patienten betroffen war.

Tabelle 8. Korrelationskoeffizienten R für die Meßdaten von TWL und RHF der männlichen und weiblichen Patienten sowie Kontrollpersonen

	R (PM) N = 17	R (PF) N = 40	R (KM) N = 24	R (KF) N = 26
HL	0,27*	0,62	0,59	0,75
HP	0,56	0,66	0,67	0,60
UL	0,56	0,56	0,60	0,22*
UR	0,46	0,37	0,45	0,47
FL	0,37*	0,72	0,57	0,81
FR	0,27*	0,72	0,53	0,69

P Patienten   * ohne Signifikanz
K Kontrolle
M Männer
F Frauen

3.2.3 Diskussion

Hygrometrische Studien zur Dyshidrosis liegen bisher nicht vor. Unsere Ergebnisse sind aber vergleichbar und stehen zum Teil im Einklang mit bereits vorliegenden Untersuchungen unter anderen Fragestellungen.

Es gibt topographische Bestimmungen der Hautfeuchtigkeitsabgabe und der relativen Hautfeuchtigkeit (Ude 1976 und 1978, Hegener, Wienert, Sick und Gahlen 1981). Ein direkter Vergleich ist nur bezüglich der Handinnenflächen möglich, da die Autoren an den Mittelpunkten von Füßen und Unterarmen keine Messungen durchführten.

Die Handinnenfläche ist die Lokalisation der höchsten RHF und noch deut-

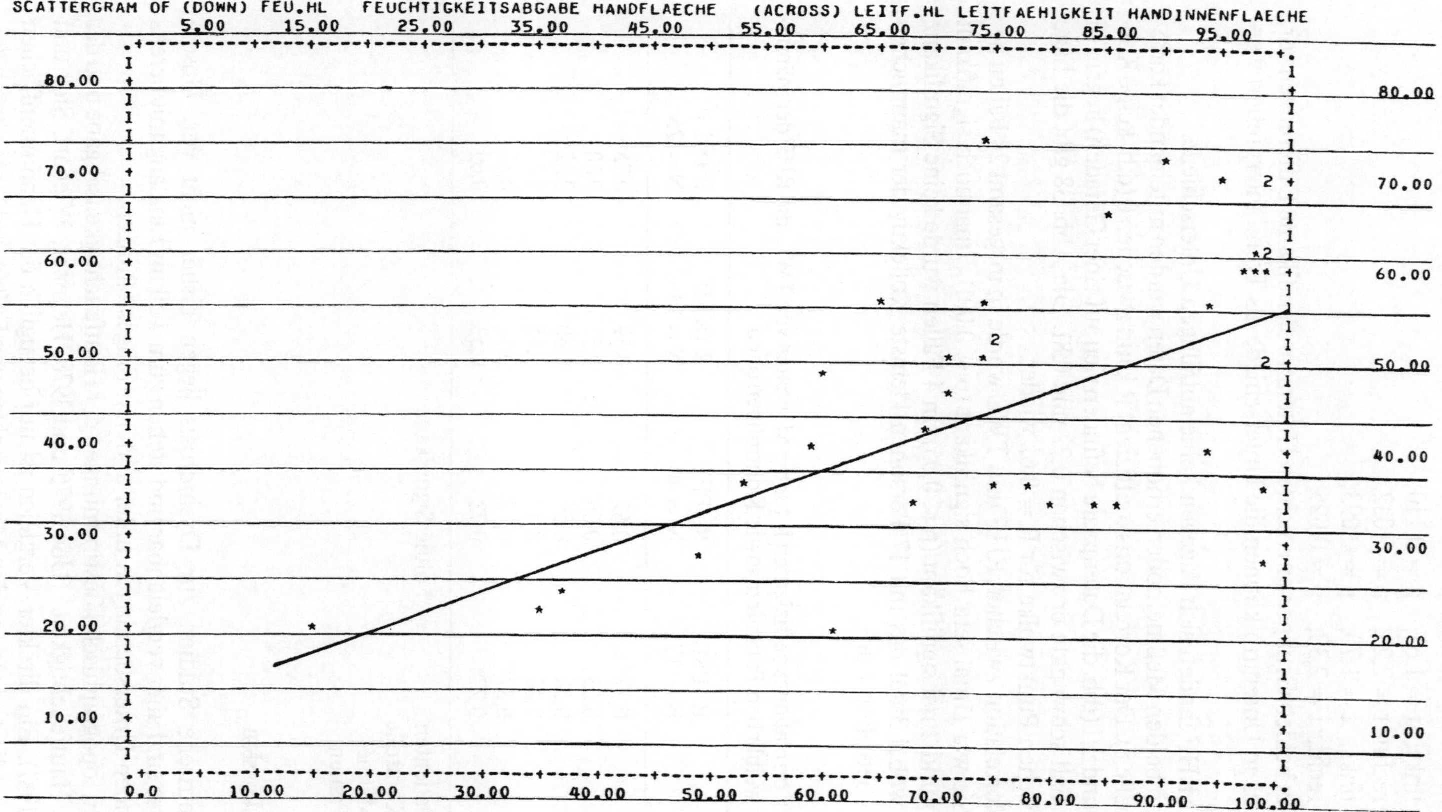

Abb. 38. Korrelation von TWL und RHF am Beispiel der linken Handinnenfläche der Patientinnen

licher des größten TWL. Am Ende der Skala findet sich bei Hegener et al. der dorsale Unterschenkel mit den niedrigsten Meßwerten. Beide Autorengruppen setzen eine Symmetrie von TWL und RHF voraus, die wir nachgewiesen haben.

Geschlechtsspezifische Unterschiede wurden ebenfalls registriert. Hegener et al. fanden an einigen Körperstellen eine signifikant höhere RHF bei Frauen als bei Männern. An den Handinnenflächen waren die Unterschiede jedoch – wie bei uns – nur gering.

Es erscheint interessant, den von uns beobachteten Trend zum höheren TWL bei Männern durch weitere Untersuchungen, auch anderer Körperregionen, zu überprüfen.

Es besteht ein Trend zum Abfall von TWL und RHF bei Erwachsenen mit zunehmendem Alter (Hegener et al. 1981, Marks 1983). Deshalb ist es für die Beurteilung der Dignität unserer Studie wichtig, noch einmal auf die sehr ähnliche Altersstruktur der Gruppen hinzuweisen (vgl. Kapitel 2.2).

Beim Vergleich beider Geräte und Meßmethoden sind wir nicht überzeugt, daß bei standardisierten Versuchsbedingungen grundsätzlich verschiedene physiologische Parameter erfaßt werden. In Übereinstimmung mit Tronnier wird vermutet, daß das Hygroton im wesentlichen die Feuchtigkeit der oberflächlichen Hornschicht erfaßt (Tronnier 1980 und 1984). Indirekt spricht hierfür auch der Hinweis auf Störgrößen seitens der Erfinder: „Mit der Einschränkung, daß äußerliche Nässe der Haut zu Meßwerten führt, die mehr als relative Feuchte interpretiert werden, ist das Meßverfahren auch nicht von den Eigenschaften der Haut selbst abhängig" (Wienert, Hegener und Sick 1981).

Es konnten signifikante Korrelationen der verschiedenen Meßdaten beider Geräte an allen untersuchten Lokalisationen nachgewiesen werden, was die Vermutung bestätigt, daß recht ähnliche physiologische Parameter erfaßt werden. Der Versuch von Hegener et al. 1981, im Vergleich mit einer Untersuchung von Ude aus dem Jahre 1978 Unterschiede in den Meßergebnissen als Unterschiede der Methoden zu interpretieren, ist aus folgenden Gründen nicht überzeugend: 1. Es handelt sich um verschiedene Kollektive, 2. das Geschlecht wird nicht berücksichtigt, 3. das Alter wird ignoriert.

Beim praktischen Vergleich beider Geräte ist das Hygroton robuster, leichter zu bedienen und weniger anfällig für äußere Störgrößen wie Luftfeuchtigkeits- oder Temperaturänderungen. Ein grundlegender Nachteil ist, daß es nur relative Werte zwischen 0 und 100% liefert. Vergleicht man unsere Prozentsätze der RHF an den Palmae mit denen von Hegener et al., so liegen sie um 10–20% höher. Diese erhebliche absolute Differenz kann schwerlich durch äußere Faktoren bedingt sein. Hegener et al. geben eine Luftfeuchtigkeit von 40–45% und eine Lufttemperatur von 21–24 °C an. Unsere Bedingungen waren 50% ± 5% bzw. 21 °C ± 1 °C. In beiden Fällen liegt nur perspiratio insensibilis vor (Tronnier 1980). Wir führen diese Abweichungen auf eine fehlende Eichung des Hygroton zurück. Vermutlich war die Anzeige in unserem Gerät zu wenig „gedämpft" für hohe Werte. Bei exakter Einhaltung der vorgeschriebenen Meßzeit von 3–5 s wurden von uns wiederholt relative Hornschichtfeuchtigkeiten in den Händen von 99% gemessen, was nicht der Realität entsprechen kann (vgl. die „Abschlußdiskussion" in Klaschka 1981 und Gloor 1982b). Möglicherweise gehen hier die zahlreichen palmaren ekkrinen Schweißdrüsen als Störgröße ein.

Deshalb müssen unsere Daten der *relativen Hornschichtfeuchtigkeit* auch relativ (= gerätespezifisch) gesehen werden.

Im Rahmen dieser Studie interessiert am meisten der **Vergleich zwischen Patienten und Kontrollpersonen.**

1. In den Handinnenflächen fanden sich keine erheblichen Mittelwertdifferenzen von TWL und RHF. Dieses Ergebnis steht im Widerspruch zur wiederholt betonten *Hyperhidrose* bei Dyshidrose (vgl. Kapitel 1.7). Bei Patienten mit Dyshidrosis finden sich im Durchschnitt gleiche relative Hornschichtfeuchtigkeiten und transepidermale Wasserverluste wie bei den Kontrollpersonen. Daraus folgt, daß bei unserem Patientenkollektiv zum Zeitpunkt der Untersuchung keine Hyperhidrosis objektivierbar war.

Es kann aber nicht aufgrund unserer Untersuchungen ausgeschlossen werden, daß die Patienten die funktionelle Möglichkeit zur Hyperhidrose haben. Um diesen Nachweis führen zu können, sind Langzeitbeobachtungen und Belastungstests erforderlich. Beide sind nicht durchgeführt worden.

Es ist bekannt, daß die elektrische Leitfähigkeit und der transepidermale Wasserverlust in geschädigter Haut erhöht sind (Stüttgen und Schäfer 1974, Tronnier 1980, Tagami et al. 1983, Frosch 1985). Dies wird auf eine eingeschränkte Funktion der Hornschichtbarriere zurückgeführt (Hofmann und Maibach 1976, Grosshans 1984, Frosch 1985). Es war nicht unser Ziel, diese Befunde erneut zu bestätigen. Deshalb wurden die Messungen an *fixen Meßstellen* in beiden Händen und nicht an ausgewählten dyshidrotischen Läsionen vorgenommen. Dennoch ist eine artefizielle Beeinflussung der Teststellen bei den Patienten im Vergleich zur Kontrollgruppe durch (corticoidhaltige) Externa nicht mit Sicherheit auszuschließen, da das therapiefreie Intervall mit 36 h kleiner war als die mögliche Verweildauer von Corticoiden in der Epidermis und Patienten ihre Hände so behandeln, daß sie die Externa in der Regel insgesamt in den Innenflächen verteilen.

2. An den Unterarmen fand sich bei den Patienten ein deutlicher, rechts signifikant erhöhter TWL. An den Fußsohlen waren die Unterschiede weniger groß. Es kann vorausgesetzt werden, daß die hautgesunden Unterarme der Patienten durch Externa unbeeinflußt und die Fußsohlen im Durchschnitt weniger intensiv als die Hände therapiert waren, da eine plantare Dyshidrosis nicht bei allen Patienten vorlag. Unter Berücksichtigung dieser Gegebenheiten repräsentieren nur die Unterarme der Patienten die typische, klinisch gesunde Haut. Der hier erhöhte TWL kann als Hinweis auf eine grundsätzlich reduzierte Barrierefunktion der Hornschicht bei Dyshidrose gedeutet werden.

Eine ähnliche Beobachtung teilte Rajka (1974) für die atopische Dermatitis mit. Er maß bei 14 Patienten und bei einer Kontrollgruppe mit einem elektrolytischen Wasseranalysator den transepidermalen Wasserverlust auf dem Handrükken von unveränderter, in einigen Fällen trockener, aber in keinem Fall entzündeter Haut. Bei den Patienten mit atopischem Ekzem war der TWL signifikant erhöht.

Zusammenfassend finden sich bei der Dyshidrosis – wie bei der atopischen Dermatitis – Hinweise auf einen erhöhten transepidermalen Wasserverlust in gesunder Haut, woraus auf eine bei diesen Patienten grundsätzlich reduzierte Barrierefunktion der Hornschicht geschlossen werden kann.

3.3 Mykologie

In den Kapiteln 1.3 und 1.4 wurden bereits die Auffassungen zur Dyshidrosis als eine mykotische Infektion bzw. ein Mykid erläutert.

Demnach läßt sich der Stand der Forschung so charakterisieren, daß zwar die Auffassung, die Dyshidrose sei direkt mykotischer Genese, verlassen wurde, wohingegen die Mykid-Hypothese, die Dyshidrosis entstehe infolge einer allergischen Reaktion auf Pilze oder deren Produkte, immer noch aktuell ist.

Ein erneuter Versuch zur Klärung der Zusammenhänge von Dyshidrose und Mykose erscheint auch deshalb angezeigt, weil die Mykosen eine zunehmende Bedeutung erlangt haben. Sie sind häufig und nehmen nicht zuletzt als Folge der modernen Therapien mit Hormonen (Corticosteroide) oder Immunsuppressiva (Zytostatika) noch weiter zu (Nolting und Fegeler 1984).

Im Rahmen dieser Untersuchung sollte bestimmt werden:
1. Haben Pilze für die Dyshidrosis überhaupt eine Bedeutung? – Und wenn ja,
2. inwiefern sind die Pilze relevant? Sind sie Ursache, Begleiterscheinung oder Folge der Dyshidrosis?

3.3.1 Material und Methoden

Das *Patientenkollektiv* bestand aus 57 Personen. Alle Patienten wurden in zweierlei Hinsicht betrachtet:

1. Liegt eine direkte Infektion vor? Bei jedem Patienten wurden mykologisch die dyshidrotischen Hautveränderungen an Händen und Füßen untersucht.

2. Sind Voraussetzungen für ein Mykid gegeben? Durch die Anamnese und Inspektion der Patienten konnte in 8 Fällen klinisch das Vorliegen einer entzündlichen Pilzinfektion an anderen Lokalisationen als denen der Dyshidrose vermutet werden. Hier erfolgten zusätzliche mykologische Untersuchungen.

Diese wurden immer in gleicher Weise vorgenommen:

1. Bei der **Materialgewinnung** wird die Entnahmestelle zunächst mit 70%igem Alkohol von groben Auflagerungen gereinigt. Dann folgt die Abnahme von ausreichend viel Hautmaterial (Schuppen) aus den Randpartien der Herde. Die Schuppen werden in einem sterilen Gefäß gesammelt, der Nachweis und die Identifikation der Pilze erfolgen im Nativpräparat und kulturell.

2. Im **Nativpräparat** wird ein Teil des Materials betrachtet, nachdem es auf einem Objektträger mit 1–2 Tropfen Tetraäthylammoniumhydroxid-Lösung versetzt und ein Deckglas aufgebracht wurde. Nach einigen Minuten sind die Hornsubstanzen aufgelöst, und die chitinhaltigen Pilzelemente können erkannt werden. Eine Differenzierung der Pilze erfolgt anhand des restlichen Materials kulturell.

3. Die **Pilzkultur** wird jeweils auf zwei Schrägröhrchen mit modifiziertem BBL Mycosel Agar angelegt (Hersteller: BBL Div. Becton, Dickson & Co., Cockeyville, USA).

Der Agar besteht aus

Agar	15,5	g,
Dextrose	10,0	g,

Phytone Peptone	10,0 g,
Cycloheximid	0,4 g,
Chloramphenicol	0,05 g,
Aqua dest.	ad 1000,0 g.

Neben Chloramphenicol wird dem Agar noch Doxycyclin (Vibravenös Sterajet, 0,5 ml/l; Hersteller: Pfizer, Karlsruhe) zugesetzt, um die bakterielle Begleitflora weitestgehend auszuschalten. Ein Überwuchern der langsamer wachsenden Dermatophyten durch Schimmelpilze verhindert Cycloheximid.

Die Wachstumsdauer von Dermatophyten, Hefen und Schimmelpilzen in der Kultur ist verschieden. Deshalb werden die Kulturen routinemäßig nach 2 Tage langem Bebrüten im Wärmeschrank auf ein Wachstum von Hefen kontrolliert, und nach 3 Wochen kann sicher entschieden werden, ob Dermatophyten in der Kultur wachsen. Das Wachstum von Schimmelpilzen vollzieht sich in einem Zeitraum von 2 Tagen bis zu 4 Wochen.

Wenn Hefepilze nachzuweisen sind, so ist zur Differenzierung ein Überimpfen z.B. auf Reisagar-Platten notwendig. Nach weiteren 24 h Wachstum bei Zimmertemperatur zeigen sich dann beim Vorliegen von Candida albicans charakteristischerweise die typischen Chlamydosporen.

Das hier bevorzugte praktische Vorgehen in der mykologischen Diagnostik stellt eine von mehreren Möglichkeiten dar (ausführliche Übersicht bei Nolting und Fegeler 1984).

Eine systematische Untersuchung der Trichophytin-Reaktionen erfolgte wegen der mangelhaften Dignität dieser Testmethode nicht (vgl. Kapitel 1.4 und 1.8.2).

3.3.2 Ergebnisse

Von den untersuchten 57 Patienten hatten 5 *in den dyshidrotischen Herden* Pilze, die im Nativpräparat gefunden und kulturell identifiziert wurden (Tabelle 9).

In 8 Fällen hatten wir klinisch eine Pilzinfektion *außerhalb* der dyshidrotischen Läsionen vermutet, und zwar stets in den Interdigitalräumen der Füße. Die Diagnose konnte 6mal mykologisch bestätigt werden, in 2 Fällen allerdings nur durch das Nativpräparat. Als Erreger wurden Trichophyton rubrum (2mal), Trichophyton mentagrophytes und Candida albicans identifiziert. Insgesamt liegt demnach bei den 57 Patienten 9mal eine Fuß- und 3mal eine Handmykose vor.

Tabelle 9. Pilznachweis in dyshidrotischen Herden

Lokalisation	Anzahl	Erreger
Palmar	2	Trichophyton rubrum
		Scopulariopsis brevicaulis
Plantar	2	Trichophyton rubrum
		Trichophyton mentagrophytes
Palmoplantar	1	Trichophyton rubrum

3.3.3 Diskussion

Nur in 5 Einzelfällen fand sich in unserem Patientenkollektiv eine Pilzinfektion in den dyshidrotischen Hautveränderungen. Dieses Ergebnis stimmt mit der Feststellung von Reichenberger (1972) überein: „Mykologische Untersuchungen waren meist negativ."

Ex juvantibus wurde nachgewiesen, daß auch bei diesen 5 Patienten primär eine Dyshidrosis vorlag. Trotz konsequenter antimykotischer Therapie kam es nicht zur Abheilung der palmoplantaren Hautveränderungen. Vereinzelt konnte jedoch eine Befundbesserung, vor allem an den Fußsohlen, festgestellt werden.

Handmykosen sind in der Regel seltener als in unserem Kollektiv. So bestand z.B. bei den 50 Kontrollpersonen klinisch in keinem Fall ein Anhalt für eine Pilzinfektion der Hände.

Deshalb vermuten wir, daß dyshidrotische Ekzeme ein prädisponierender Faktor für die Sekundärinfektion mit Pilzen sind, woraus eine Verschlimmerung des klinischen Befundes resultieren kann[1]. Unabhängig hiervon sollten die Dermatophytosis manus oder pedis stets in der differentialdiagnostischen Abgrenzung vom dyshidrotischen Ekzem bedacht werden (Nolting und Fegeler 1984).

Die Hypothese, die Dyshidrosis sei ein Mykid, erfährt durch unsere Befunde keine Bestätigung. In 6 Fällen wurde eine Fußmykose in den Interdigitalräumen außerhalb dyshidrotischer Herde diagnostiziert. Bekanntlich bieten die Füße den Pilzen durch Okklusion und Temperaturen von 28–30 °C ideale Wachstumsbedingungen (Nolting, Fegeler und Koch-Schulte 1975).

Wenn man berücksichtigt, daß die Häufigkeit der Fußmykosen in Abhängigkeit vom untersuchten Kollektiv in Europa von 18 bis über 70% schwankt und die Zwischenzehenräume im Vergleich zu den Fußsohlen im Verhältnis 8:3 betroffen sind, so liegt unser Ergebnis im unteren Bereich der Norm (Male 1981, Nolting und Fegeler 1984). Wir fanden doppelt so häufig eine Infektion der Interdigitalräume (6mal) wie der Fußsohlen (3mal).

Wenn die Dyshidrosis ein Mykid darstellte, so müßte der Anteil von Mykosen bei Patienten mit Dyshidrosis deutlich höher als in der Normalbevölkerung sein. Das war in unserem Kollektiv nicht der Fall. Des weiteren berichtete keiner der 6 Patienten über einen auffälligen zeitlichen Zusammenhang zwischen dem Verlauf der Fußmykose und dem dyshidrotischen Ekzem der Hände, auch nicht nach antimykotischer Therapie.

In den letzten Jahren haben noch einmal Meneghini und Angelini (1979) ohne Erfolg versucht, durch kulturelle Untersuchungen und Intrakutantests mit verschiedenen Pilzantigenen eine Evidenz in der Diskussion um die Mykid-Theorie aufzuzeigen.

Die theoretischen Einwände gegen die Mykid-Theorie wurden bereits in den Abschnitten 1.4 und 1.8.2 dargelegt. Aufgrund der praktischen Ergebnisse ist zusammenfassend zu folgern:

1. Das dyshidrotische Ekzem ist kein Mykid.

2. Mykosen sind in der Differentialdiagnose und als Sekundärinfektionen der Dyshidrosis zu berücksichtigen.

---

[1] Ein analoger Zusammenhang kann für sekundäre Pyodermien angenommen werden.

3.4 Allergologie

Im Jahre 1949 wies Schuppli in einer Übersicht zur Allergieforschung darauf hin, daß in den USA verschiedene Autoren Allergien als Ursache der Dyshidrosis gefunden hätten, während man in Deutschland noch allgemein von einer mykotischen Genese ausging.

1954 wurde der Anteil der Dyshidrose an den Berufsdermatosen schon mit 3% beziffert, es waren insbesondere Metallarbeiter betroffen (Broy, Guyotjeannin und Negri 1954). In den Folgejahren haben sich zahlreiche Autoren mit dem Zusammenhang von Dyshidrose und Allergie beschäftigt, wobei vor allem die Metallallergien Beachtung fanden. Auf diese Problematik wurde ausführlich in den Abschnitten 1.5 und 1.8.2 eingegangen.

Ein besonderes Interesse fand die endogene Auslösung von dyshidrotischen Ekzemen durch Nickel und Chrom. Röckl (1979) hat zusätzlich auf die Möglichkeit der endogenen Provokation durch Mehle hingewiesen und zur diagnostischen Aufklärung die Durchführung entsprechender Intrakutantests gefordert.

Im Rahmen dieser Studie soll im folgenden geklärt werden:

1. Welche Sensibilisierungen lassen sich bei unseren Patienten im Epikutanstandardtest nachweisen?
2. Finden sich im Intrakutantest Sensibilisierungen gegen Mehle?

3.4.1 Material und Methoden

Dem *Patientenkollektiv*, das epikutan getestet wurde, gehörten 55 Personen an. Der Intrakutantest wurde bei 52 Patienten durchgeführt.

Im **Epikutantest** wurde in jedem Fall die in Tabelle 10 aufgeführte Standardtestreihe verwandt. Wenn aufgrund der Anamnese ein gezielter Verdacht auf weitere Sensibilisierungen bestand, so wurde das Testprogramm individuell erweitert.

Die Konzentrationen der Testsubstanzen stimmen weitgehend mit denen überein, die Bandmann und Fregert im Namen der ICDRG angegeben haben (Bandmann und Fregert 1982, Fregert 1982).

Das Testmaterial wurde auf Baumwolläppchen von 0,5–1 cm^2 Größe in einer Menge von Linsengröße bei festen und von 1–2 Tropfen bei flüssigen Substanzen aufgebracht. Je 5 Substanzen wurden untereinander angeordnet und markiert. Testort war der erscheinungsfreie Rücken. Fixiert wurde durch Pflaster.

Die Ablesung erfolgte erstmals nach 24 h und wurde nach 48 h, in Einzelfällen bei nicht eindeutigen Reaktionen auch noch einmal nach 72 h wiederholt.

Die Reaktionen auf die Testsubstanzen wurden beurteilt als

0   = negativ (keine Reaktion),
(+)   = fraglich positiv (schwaches Erythem),
+   = positiv (Erythem),
++   = stark positiv (Erythem und Papeln),
+++   = sehr stark positiv (Erythem und Papeln und Vesikeln oder Bullae).

Bei stark oder sehr stark positiven Reaktionen war immer ein Infiltrat tastbar. Als Negativkontrolle wurde destilliertes Wasser verwandt, die Kontrolle der

Tabelle 10. Substanzen, Konzentrationen und Lösungsmittel der Epikutanstandardtestreihe

	Substanz (Standard)	Konzentration %	Lösungsmittel
0	Heftpflasterreaktion		
1	Kontrolle (Aqua dest.)	rein	
2	Terpentin DAB 6	10	Vasel. flav.
3	p-Toluylendiamin	1	Vasel. flav.
4	Formalin	1	Aqua dest.
5	Kobaltsulfat	1	Aqua dest.
6	Kaliumpersulfat	1	Aqua dest.
7	Hydrarg. bichlor.	0,1	Aqua dest.
8	Sulfathiazol	5	Vasel. flav.
9	Perubalsam	25	Vasel. flav.
10	Nickelsulfat	2,5	Aqua dest.
11	p-Aminobenzoesäureäthylester	5	Vasel. flav.
12	Eucerin	rein	
13	Neomycin	5	Vasel. flav.
14	Phenylmercuriborat	0,01	Aqua dest.
15	Kaliumbichromat	0,5	Aqua dest.
16	p-Hydroxybenzoesäureäthylester	2	Spir. dil.
17	Tetramethylthiuramdisulfid	1	Vasel. flav.
18	p-Aminodiphenylamin	1	Spir. dil.

Heftpflasterreaktion diente dem Ausschluß falsch positiver Reaktionen. Die Patienten durften die Testareale bis zur letzten Ablesung nicht irritieren.

Eine Sensibilisierung wurde bei fraglich positiven Reaktionen grundsätzlich nicht angenommen, bei positiven Reaktionen nur dann, wenn sie auch nach 48 h noch deutlich waren.

Der **Intrakutantest** umfaßte bei jedem Patienten
- Mehle gemischt,
- Roggenmehl und
- Weizenmehl.

Bei 9 Patienten, bei denen die Anamnese Hinweise auf eine Rhinoconjunctivitis allergica oder ein Asthma bronchiale ergab und eine allergologische Diagnostik noch nicht erfolgt war, wurde das Testprogramm um die vermuteten Substanzen wie z. B. Pollen, Tierepithelien oder Hausstaub ergänzt. Die Allergenextrakte wurden in der vom Hersteller empfohlenen Standardkonzentration verwandt (Bencard-Allergie-Dienst, Neuß).

Die Ausführung des Tests ist mit der von Gronemeyer (1979) angegebenen nahezu identisch. Es wurden jeweils 0,02–0,03 ml Extrakt streng intrakutan injiziert. Testort war der Oberarm (oder Rücken). Die Ablesung erfolgte immer nach 20 min. Als Hauptkriterium für die Beurteilung wurde die Quaddel herangezogen, da das zusätzlich auftretende umgebende Erythem größere Schwankungen aufweist. Nach der Bestimmung des größten Quaddeldurchmessers erfolgte die Klassifikation der Testreaktionen als + = schwach positiv (Quaddel

> 5 mm), ++ = positiv (Quaddel > 10 mm), +++ = stark positiv (Quaddel > 15 mm).

Als Negativkontrolle wurden routinemäßig 0,9%ige Kochsalzlösung und zur Bestimmung der Maximalreaktion Histaminlösung (1:10 000) injiziert.

3.4.2 Ergebnisse

Im **Epikutantest** wurde in 21 Fällen eine Sensibilisierung nachgewiesen (Abb. 39). Hierbei waren die Allergene überwiegend Metallsalze (Nickel, Chromat, Kobalt) oder Paragruppenstoffe (Paraaminodiphenylamin, Paraphenylendiamin, Paratoluylendiamin). Die Einzelsubstanzen sind in Tabelle 11 aufgeführt. Da einzelne Patienten gegen mehrere Substanzen zugleich reagierten, zum Teil aufgrund von Kopplungs- (z.B. Nickel oder Chromat und Kobalt) oder Gruppenallergien (z. B. Parastoffe), ist die Summenhäufigkeit in Tabelle 11 größer als 21.

Bei den Metallallergien fällt eine geschlechtsspezifische Verteilung auf. Eine Nickelallergie haben 8 Frauen und nur ein Mann, wohingegen das Verhältnis weiblich zu männlich bei der Chromatallergie mit 1:4 umgekehrt ist.

Wir greifen an dieser Stelle auf Ergebnisse des Kapitels 4 vor, da für die Dis-

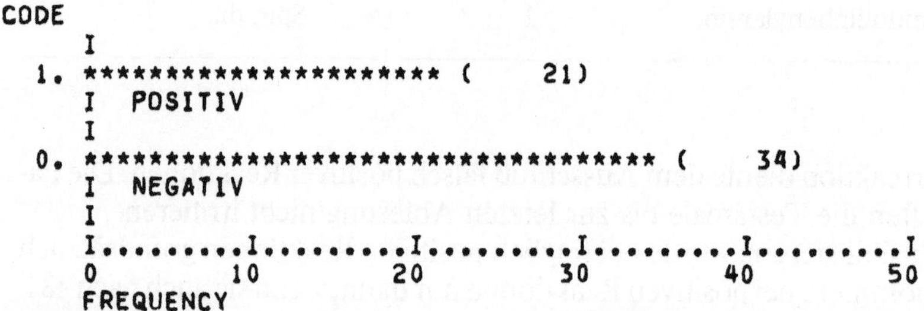

Abb. 39. Allergietest epikutan

Tabelle 11. Häufigkeit einzelner Substanzen als Allergene im Epikutantest

Substanz	Häufigkeit
Nickel	9
Chromat	5
Kobalt	5
p-Aminodiphenylamin	5
p-Phenylendiamin[a]	2
N-Cetylpyridiniumchlorid[a]	2
Phenylmercuriborat	1
p-Toluylendiamin	1
Hydrochinonmonobenzyläther[a]	1
Anilin[a]	1
Perubalsam	1

[a] nicht in der Standard-Testreihe enthalten

Tabelle 12. Verteilung der Patienten mit einer im Epikutantest nachgewiesenen Sensibilisierung auf die Kollektive 1–3 (N = 40) und 4 (N = 18)

Kollektiv	Häufigkeit
1. Atopie (selbst)	5
2. Atopie (familiär)	6
3. Dyshidrose (familiär)	3
4. nur Dyshidrose (selbst)	7

kussion der Testergebnisse die Verteilung der sensibilisierten Patienten auf die Teilkollektive derer wichtig ist, die Manifestationen des Atopie-Syndroms selbst (Kollektiv 1) oder in ihrer Familie (Kollektiv 2) hatten und die, bei denen familiär bereits dyshidrotische Ekzeme aufgetreten waren (Kollektiv 3), sowie die restlichen Patienten (Kollektiv 4), die keine dieser Bedingungen erfüllten. Die Zuordnung zu den Kollektiven 1–3 erfolgte so, daß 1 vor 2 und 2 vor 3 den Vorrang hatte. So wurde z.B. ein Patient mit Heuschnupfen und einer Mutter, die an atopischer Dermatitis erkrankt war, nur dem Kollektiv 1 zugerechnet.

Tabelle 12 gibt die Verteilung wieder, wobei in Relation zur jeweiligen Anzahl zwischen den Kollektiven 1–3 einerseits und 4 andererseits kein deutlicher Unterschied besteht.

Im **Intrakutantest** fanden sich Reaktionen in 6 Fällen auf Mehle (Abb. 40). Im Gegensatz zu den 9 Patienten, bei denen ein erweiterter Test durchgeführt wurde und sich ausnahmslos positive (++) oder stark positive (+++) Ergebnisse beim Test mit Pollen, Tierepithelien oder Hausstaub fanden, waren die Reaktionen auf die Mehle für Roggenmehl 4mal schwach positiv (+) sowie 1mal positiv (++) und für Weizenmehl 1mal schwach positiv (+).

Schwach positive Ergebnisse im Intrakutantest können aber nicht als sicherer Nachweis einer Sensibilisierung vom Soforttyp gewertet werden.

In dem einen Fall, wo eine positive Reaktion (++) gegen Roggenmehl vorlag, wurde das Ergebnis des Hauttests durch die Bestimmung des allergenspezifi-

```
CODE
    I
 3. **** (        3)
    I  INTRA U. MEHLE POS.
    I
 2. ******* (        6)
    I  INTRA POS.,MEHLE NEG
    I
 1. **** (        3)
    I  MEHLE POS.
    I
 0. ********************************************* (       40)
    I  NEGATIV
    I
    I..........I..........I..........I..........I..........I
    0         10         20         30         40         50
    FREQUENCY
```

Abb. 40. Allergietest intrakutan

schen Immunglobulin E im Radio-Allergo-Sorbent-Test (RAST) überprüft (Darstellung der Methode bei Debelić 1979). Die Bewertung ergab die RAST-Klasse 0, d. h., es waren keine zirkulierenden IgE gegen Roggenmehl nachweisbar. Somit fand die Hauttestreaktion durch den RAST keine weitere Bestätigung.

Es fällt auf, daß 3 der 6 Patienten, die auf Mehle reagierten, gleichzeitig zu den 9 gehörten, die mit weiteren Extrakten und positivem Ergebnis intrakutan getestet worden waren (Abb. 40). 2 dieser 3 Personen reagierten stark positiv (+++) auf Roggenpollen.

3.4.3 Diskussion

Unsere allergologischen Ergebnisse bestätigen mehrere vorliegende Untersuchungen (vgl. Abschnitt 1.5 und 1.8.2). Es wurden vorwiegend Metallsalzallergien gefunden, bei den Frauen überwiegend gegen Nickel, bei den Männern gegen Chromat (Lämmer 1979, Lampe 1983).

Bei 21 Sensibilisierten unter 55 getesteten Patienten ist offensichtlich, daß dyshidrotische Ekzeme in hohem Maße mit Kontaktallergien vergesellschaftet sind. Wir gehen aber nicht mit den Autoren konform, die hieraus folgern, dieser Teil der dyshidrotischen Ekzeme gehöre primär zu den allergischen Kontaktekzemen (Röckl 1979). Vielmehr sehen wir – wie andere Untersucher vor uns – die Sensibilisierung als Folge der vorbestehenden Dyshidrose an (Meneghini und Angelini 1979, Lampe 1982).

Unsere Hypothese stützt sich auf folgende Punkte:

1. Das klassische allergische Kontaktekzem der Hände entwickelt sich auf den Handrücken, wo die Hornschicht dünner und eine Penetration von Allergenen oder Irritantien leichter als in den Handinnenflächen ist.

2. Eine vorgeschädigte (entzündete) Haut begünstigt das Entstehen von Kontaktallergien (Frosch 1985). Dies ist bei Patienten mit dyshidrotischem Ekzem der Fall.

3. Allergische Kontaktekzeme heilen bei Allergenkarenz ab, während dyshidrotische Ekzeme auch unter dieser Bedingung weiterbestehen (Reichenberger 1972b, Lindemayr 1984a).

4. Der polyätiologische Ansatz, wonach dyshidrotische Ekzeme u. a. kontaktallergischer *oder* atopischer Genese sind, ist schwerlich vereinbar mit der gleichmäßigen Verteilung unserer sensibilisierten Patienten sowohl auf die Kollektive ohne *und* mit Manifestationen des Atopie-Syndroms.

Aus diesen Gründen halten wir die Entwicklung von Kontaktallergien beim dyshidrotischen Ekzem nicht für die Ursache, sondern für eine Folge im Sinne der „Aufpfropf"allergie.

Die von Röckl 1979 mitgeteilte endogene allergische Genese dyshidrotischer Ekzeme bei Mehlallergie ist theoretisch bestechend, wenn man eine Reaktion vom Soforttyp vermutet. Sie erlaubt es beispielsweise, bei Patienten mit Rhinoconjunctivitis allergica saisonalis sowie dyshidrotischem Ekzem und nachgewiesener Soforttypallergie z. B. auf Gräser, Roggen (Kreuzallergie!) und Roggenmehl die Verschlimmerung des Ekzems in Verbindung mit dem Verzehr von roggenmehlhaltigen Backwaren zu bringen. Dieses Erklärungsmodell ist zudem direkt auf die atopische Dermatitis übertragbar und eröffnet hypothetisch die Möglichkeit einer rational begründbaren Diät.

Wir haben jedoch keine Bestätigung für eine solche endogene kontaktallergische Pathogenese, da bei keinem Patienten eine eindeutige Mehlallergie nachgewiesen wurde. Zwar fanden sich in Einzelfällen (schwach) positive Reaktionen im Intrakutantest, doch können diese sowohl unspezifisch falsch-positiv sein – das ist bei Atopikern bekannt –, als auch, speziell bei Roggenmehl und Personen mit einer starken Roggenpollenallergie, gruppenallergisch bedingt sein ohne jede klinische Relevanz.

Zusammenfassend bestanden bei unseren Patienten zahlreiche Kontaktallergien, die vorwiegend gegen Metallsalze und Paragruppenstoffe gerichtet waren, wobei Frauen überwiegend Nickel- und Männer Chromatallergien hatten. Es wird gefolgert, daß die Dyshidrosis eine sekundäre Sensibilisierung begünstigt.

Mehlallergien waren nicht nachweisbar.

3.5 Entzündungsmediatoren

Der Stoffwechsel der Arachidonsäure in der Haut ist in letzter Zeit intensiv untersucht und als wesentlich für die Entzündungsreaktion verschiedener Dermatosen erkannt worden (Übersicht bei Grabbe 1984 und Ruzicka 1984). Die Arachidonsäure ist eine ungesättigte, essentielle Fettsäure, die als Ester in den Phospholipiden der Zellmembran „gespeichert" vorliegt. Verschiedene Stimuli können über eine Aktivierung der Phospholipase zur Freisetzung der Arachidonsäure führen (Abb. 41).

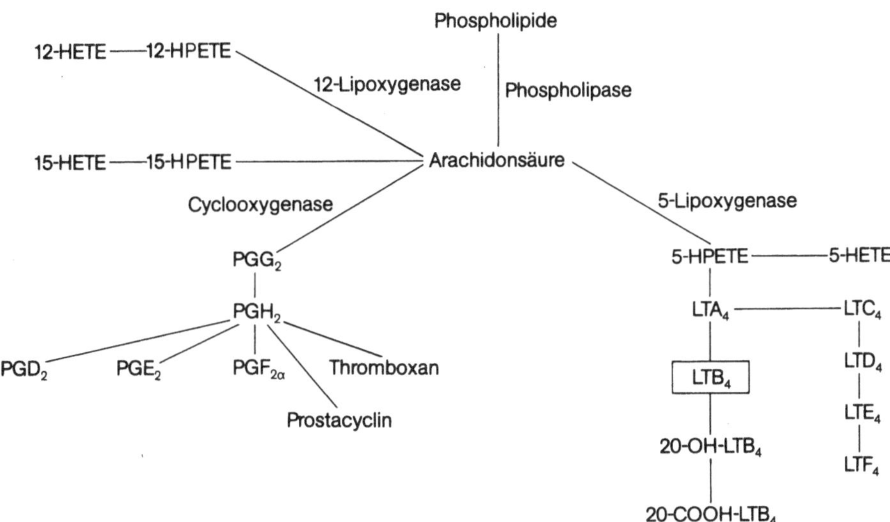

Abb. 41. Arachidonsäurestoffwechsel. (Modifiziert nach Grabbe 1984 und Ruzicka 1984)

Die beiden Enzyme Cyclooxygenase und 5-Lipoxygenase haben eine Schlüsselstellung für den weiteren Metabolismus. Über die **Cyclooxygenase** kommt es unter Freisetzung von Sauerstoffradikalen zur Bildung verschiedener Prostaglandine (PG), deren entzündungsfördernde Aktivität bekannt ist. Zudem kann insbesondere in Thrombozyten Thromboxan und in den Endothelzellen der Gefäße Prostacyclin gebildet werden. Während Thromboxan die Aggregation der Thrombozyten fördert, wirkt Prostacyclin hemmend. Das Zusammenspiel beider ist entscheidend für die Homöostase der Gerinnung.

Die **Lipoxygenasen** führen über instabile Hydroperoxyeikosatetraensäuren (HPETE) zu Hydroxyeikosatetraensäuren (HETE). Alle HETE sind entzündungsfördernd durch ihren chemotaktischen Effekt auf eosinophile und neutrophile Granulozyten. Die stärkste chemotaktische Wirkung unter den Arachidonsäurederivaten hat das Leukotrien B_4 (LTB_4), das über das instabile LTA_4 ebenfalls aus 5-HPETE entsteht. LTB_4 ist bezüglich der Chemotaxis ähnlich potent wie das Komplementspaltprodukt C5a. Außerdem scheinen die Lipoxygenaseprodukte regulatorische Funktionen im Arachidonsäurestoffwechsel zu haben. So kann die Bildung von LTB_4 und 5-HETE in Granulozyten durch 15-HETE gehemmt werden (Ruzicka 1984). Neben den Leukozyten haben auch die Keratinozyten die Fähigkeit, LTB_4 zu bilden (Brain, Camp, Leigh und Ford-Hutchinson 1982; Grabbe, Czarnetzki und Mardin 1984).

Störungen im Arachidonsäurestoffwechsel der Haut konnten inzwischen bei verschiedenen Dermatosen wie Psoriasis, atopischer Dermatitis, bullösem Pemphigoid oder Urticara pigmentosa aufgezeigt werden (Übersicht bei Rosenbach, Grabbe, Möller, Schwanitz und Czarnetzki 1985).

Im Rahmen dieser Untersuchung interessierte, ob chemotaktische Lipidmediatoren auch bei der Dyshidrosis nachweisbar sind (Schwanitz, Grabbe, Rosenbach und Czarnetzki 1985).

3.5.1 Material und Methoden

Bei 7 Patienten mit erheblicher oder starker Dyshidrosis wurde in der postakuten Phase (nach dem Bläschenstadium) die Schuppung mittels Skalpell in den betroffenen Regionen entfernt. Die Schuppen wurden abgeschabt, ohne den Patienten zu verletzten, d.h., es kam nicht zur Blutung oder anderen subjektiven Beeinträchtigungen. Als Vergleichsmaterial wurde in gleicher Weise Kallus der Fußsohlen von 9 gesunden Kontrollpersonen gewonnen.

Das Material wurde entweder nach Lagerung bei –80 °C oder direkt für 1 h bei 37 °C getrocknet und dann in einem Verhältnis von 26 mg/ml in Hank's Puffer eingebracht. Mittels eines Ultraschall-Sonikators wurde es 3mal für 1 min zerkleinert.

Ein Teil des Extraktes kam zur Untersuchung in modifizierte Boyden-Kammern gemäß der von Czarnetzki und Schulz 1980 angegebenen Methode. Hierbei wurde die chemotaktische Aktivität anhand von Meerschweinchen-Eosinophilen bestimmt. Als Positivkontrolle diente LTB_4 in einer Konzentration von 10^{-8} M.

Ein anderer Teil der Suspension wurde durch Zugabe von 0,5 N HCl auf einen pH von 3 eingestellt und mit dem doppelten Volumen Diäthyläther 3mal extrahiert. Die Ätherphasen wurden mittels eines Rotationsverdampfers evaporiert und in einem, der wäßrigen Phase entsprechenden, Volumen von Hank's Puffer rekonstituiert. Durch Zugabe von 0,5 N NaOH wurde die zurückgebliebene wäßrige Phase wie die Ätherphase auf einen pH von 7,4 gebracht. Die Untersuchung bezüglich der Chemotaxis erfaßte dann getrennt beide Phasen.

Ein dritter Teil der Suspension wurde in gleicher Weise wie oben extrahiert. Die evaporierte Ätherphase kam in einem Methanol-Wasser-Gemisch (Verhältnis 69:31 Teile) mit dem pH 5,7 zur Rekonstitution. Diese Probe wurde in einer Reverse Phase-High Pressure Liquid Chromatographie (RP-HPLC) analysiert. Es fand eine Li Chrosorb RP18-Säule (5 µm) Verwendung. Als Markersubstanzen dienten LTB_4, 20-OH-LTB_4, 20-COOH-LTB_4 (Dr. Rokach, Montreal), 12-HETE und 15-HETE. Es wurden 30 Fraktionen gesammelt. Die Flußrate des Elutionsmittels betrug 1 ml/min. Die Methode haben Czarnetzki, Kalveram und Dirksmeier 1979 sowie Grabbe 1984 – mit detailliertem Herstellernachweis – beschrieben.

Im Radio-Immuno-Assay (RIA) erfolgte die quantitative Bestimmung des LTB_4 nach der Vorschrift des Herstellers (Fa. Wellcome, Dartford, England).

3.5.2 Ergebnisse

In allen Proben der 7 Patienten wurden erhöhte Spiegel chemotaktischer Aktivität nachgewiesen. 83% der Aktivität waren im Durchschnitt in der Ätherphase enthalten.

Die biologische Aktivität entsprach im Durchschnitt der von $3,0 \times 10^{-9}$ M LTB_4 (Minimum $1,7 \times 10^{-9}$ M, Maximum $4,7 \times 10^{-9}$), Standardabweichung (SD) $= 1,1 \times 10^{-9}$ M LTB_4. Hierbei ist der Patient mit der geringsten LTB_4-Konzentra-

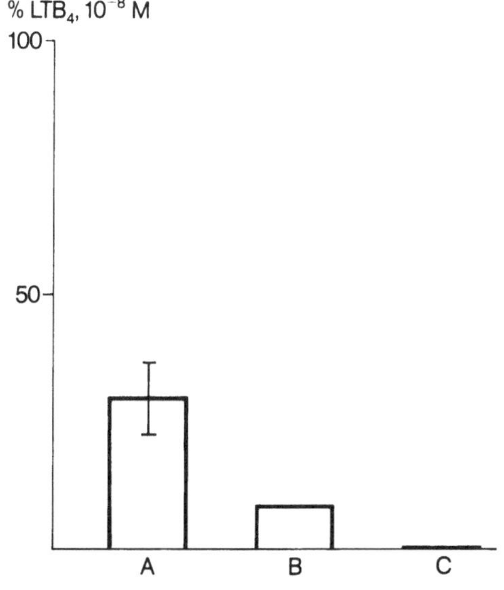

Abb. 42. Chemotaktische Aktivität in den oberen Epidermisschichten von A) unbehandelten Patienten mit dyshidrotischem Ekzem, B) einem mit Etretinat Therapierten und C) Normalpersonen.

Tabelle 13. Chemotaktische Aktivität und Nachweis von LTB_4 im RIA aus Schuppen von Patienten mit dyshidrotischem Ekzem im Vergleich mit Kallus der Fußsohlen bei Normalpersonen

	Material	Chemotaktische Aktivität (% LTB_4, 10^{-8} M)	RIA LTB_4
Dyshidrotisches Ekzem (7)	Schuppen (1 mg)	$4,4 \pm 1,8$	0,8 ng
Kontrolle (9)	Kallus (1 mg)	$0,0 \pm 0,0$	0,0 ng

tion nicht berücksichtigt, da er als einziger zur Zeit der Materialgewinnung mit Etretinat behandelt war. Bei ihm war die chemotaktische Aktivität auf etwa 1/4 der der restlichen Patienten reduziert (Abb. 42).

Bray hat kürzlich in vitro gezeigt, daß Retinoide die Entstehung von LTB_4 inhibieren können (Bray 1984).

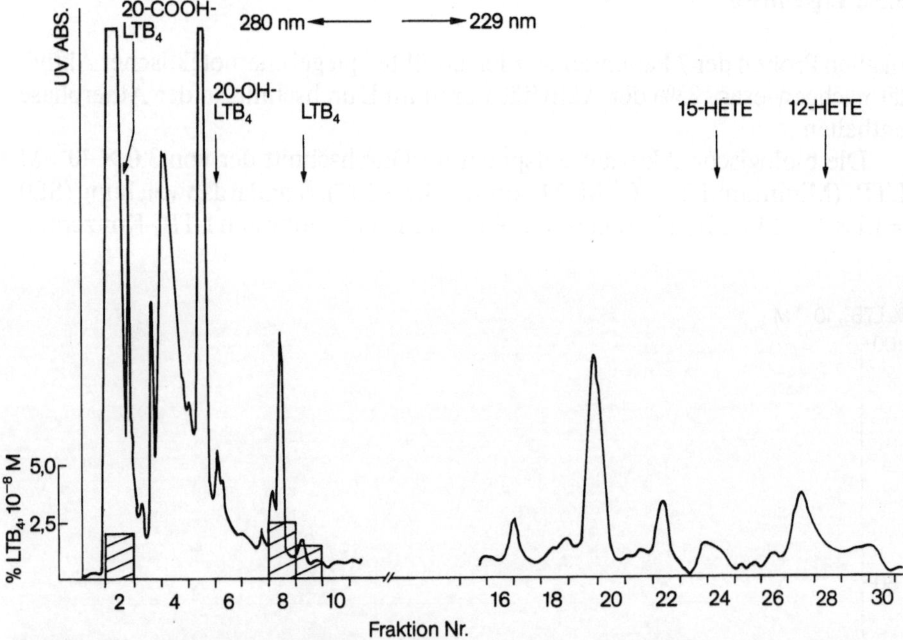

Abb. 43. Reverse Phase HPLC Elutionsprofil eines Schuppenextraktes von einem Patienten mit dyshidrotischem Ekzem.
Die Markerpositionen für LTB_4, 20-COOH-LTB_4, 20-OH-LTB_4, 12-HETE und 15-HETE sind durch Pfeile gekennzeichnet. Zahlreiche nichtidentifizierte Ausschläge sind vorhanden.
Die chemotaktische Aktivität ist in schraffierten Säulen als Prozentsatz der LTB_4-Kontrollaktivität dargestellt.

Im RIA wurde der durchschnittliche LTB$_4$-Anteil in den Schuppen mit 0,8 ng/mg bestimmt. Der entsprechende Wert für den Kallus der Kontrollpersonen war 0. Hier konnte keinerlei chemotaktische Aktivität nachgewiesen werden (Tabelle 13).

Die RP-HPLC-Analyse ergab Ausschläge an den Markerpositionen für LTB$_4$, 20-OH-LTB$_4$, 20-COOH-LTB$_4$, 12-HETE und 15-HETE. Eine chemotaktische Aktivität wurde allerdings nur für die Markerposition von LTB$_4$ und 20-COOH-LTB$_4$ festgestellt (Abb. 43).

3.5.3 Diskussion

Den Nachweis chemotaktischer Lipoxygenaseprodukte des Arachidonsäurestoffwechsels bei der Dyshidrosis konnten wir erstmals führen (Schwanitz, Grabbe, Rosenbach und Czarnetzki 1985). Wie erwartet, war die chemotaktische Aktivität am größten für LTB$_4$.

LTB$_4$ ist als ein hochpotenter Entzündungsmediator bekannt und wurde bereits bei verschiedenen Dermatosen gefunden, u.a. bei der Psoriasis und – was im Rahmen dieser Arbeit besonders interessiert – auch bei der atopischen Dermatitis (Grabbe, Czarnetzki, Rosenbach und Mardin 1984, Ruzicka, Simmet, Peskar und Braun-Falco 1984). Aufgrund dieser Berichte kann nicht angenommen werden, daß LTB$_4$ für die Dyshidrosis krankheitsspezifisch ist.

Auf der anderen Seite ist LTB$_4$ aber wiederum nicht ein so unspezifischer Entzündungsmediator, daß es bei allen mit Entzündung einhergehenden Dermatosen nachweisbar ist. So konnte z.B. beim Sézary-Syndrom keine biologische Aktivität registriert werden (Rosenbach, Grabbe, Möller, Schwanitz und Czarnetzki 1985).

Bemerkenswert ist schließlich, daß tierexperimentell beim allergischen Kontaktekzem einerseits erhöhte Gewebsspiegel der Prostaglandine E und F (PGE, PGF) gefunden wurden, die dem cyclooxygenaseabhängigen Stoffwechselweg der Arachidonsäure entstammen. Auf der anderen Seite war aber die Enzymaktivität der Lipoxygenase, die für die Entstehung der Leukotriene entscheidend ist, beim allergischen Kontaktekzem stark gehemmt (Ruzicka und Printz 1982). Im Gegensatz hierzu wurde kürzlich bei 10 Patienten mit Sensibilisierungen gegen Nickel oder Chrom neben der Erhöhung von Prostaglandin E2 auch die von LTB$_4$ (nicht dagegen von 12-HETE) gefunden (Barr et al. 1984). Die Arbeit läßt offen, ob diese Patienten klinisch ein *dyshidrotisches* Ekzem oder eine *atopische* Dermatitis hatten und eine *sekundäre* Sensibilisierung vorlag (vgl. Kapitel 3.4).

Da bei allen untersuchten Patienten mit Dyshidrosis chemotaktische Lipoxygenaseprodukte nachgewiesen werden konnten, ist das Ergebnis vergleichbar mit den Befunden bei der atopischen Dermatitis und ebenfalls der Rhinitis allergica, wo kürzlich in Nasensekret der Nachweis von Leukotrienen gelang (Creticos et al. 1984).

Die Arbeit von Bray über inhibitorische Effekte der Retinoide auf LTB$_4$ kann den „Ausreißer" in unserem Kollektiv erklären. Der betreffende Patient war als einziger mit Etretinat behandelt. Nach einer neueren Studie bleibt es allerdings unklar, wie die Retinoide hier den Pathomechanismus beeinflussen, da sie kei-

nen Effekt auf die Aktivitäten der Cyclooxygenase und der 5- sowie 13-Lipoxyge-
nase haben (Ruzicka 1985). Diese Befunde werden im Therapiekapitel 6.3.2 bei
der Diskussion der Etretinat-Doppelblindstudie noch einmal aufgegriffen.

4 Untersuchungen im Hinblick auf das Atopie-Syndrom

In den vorhergehenden beiden Kapiteln haben sich mehrere Übereinstimmungen und Parallelen zwischen Dyshidrosis und atopischer Dermatitis gezeigt. Diese Ergebnisse waren bei der Planung der Untersuchungen nicht vorhersehbar. Im folgenden soll nur über die klinischen und laborchemischen Untersuchungen berichtet werden, mittels derer ursprünglich Aufschlüsse über Bezüge zum Atopie-Syndrom erwartet wurden. Eine zusammenfassende Diskussion folgt in Kapitel 5.

4.1 Anamnese

Manifestationen des Atopie-Syndroms fand McLachlain 1934 bei 17% seiner Patienten mit Dyshidrosis. In einer Studie aus dem Jahre 1968 wurde zusätzlich die Familie berücksichtigt, wodurch sich mit 41% ein deutlich höherer Anteil ergab (Oddoze und Témine 1968). Dieses Ergebnis konnte von anderen Autoren nicht in diesem Ausmaß reproduziert werden (Rook, Wilkinson und Ebling 1979).

Unser Patientenkollektiv von 58 Personen wurde auf die folgenden verschiedenen Ausprägungen des Atopie-Syndroms hin untersucht oder befragt:
- Rhinitis oder Rhinoconjunctivitis allergica,
- Asthma bronchiale und atopische Dermatitis [einschließlich der
- Säuglings- („Milchschorf") und Kinderformen].

Es ist unumstritten, daß zwischen diesen Varianten eine korrelative und genetische Zusammengehörigkeit besteht (Wüthrich 1975).

Die Befragung der Patienten wurde auf ihre Familien ausgedehnt, wobei erfaßt wurde, ob mindestens eine der obigen drei Krankheiten bei den Eltern, Geschwistern oder Kindern vorlag. Die Fälle, in denen Kinder Atopiker waren, wurden immer nur dann als positiv bewertet, wenn der andere Elternteil nicht auch entsprechend erkrankt war.

Wir stellten bei 20 (von 58) Patienten jeweils mindestens eine Manifestation des Atopie-Syndroms fest (Abb. 44). In 26 Fällen war eine entsprechende Erkrankung in der Familie bekannt, wobei 12mal sowohl der Patient als auch seine Verwandten betroffen waren. Keine atopische Belastung fanden wir bei 24 Patienten (41%).

Die Angaben zur Morbidität der Atopien schwanken bei einzelnen Untersuchungen zwischen 9 und 12% (Wüthrich 1975), 5 und 15% (Braun-Falco, Plewig und Wolff 1984), 15% (Oddoze und Témine 1968) und gehen bis zu 20% (Propping und Voigtländer 1983).

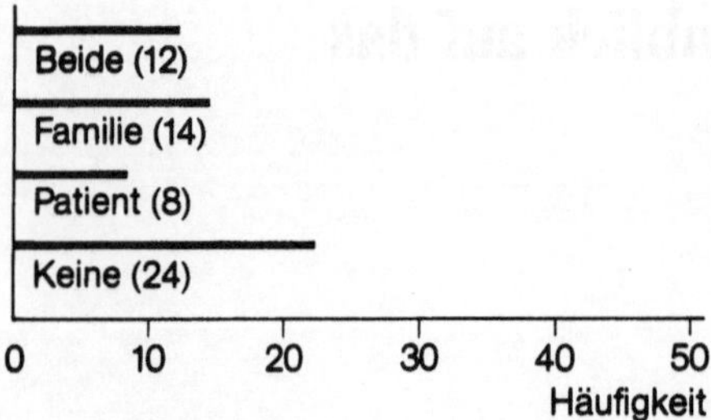

Abb. 44. Manifestationen des Atopie-Syndroms bei den Patienten oder ihrer Familie

Selbst wenn man einen Anteil von 20% als zutreffend annimmt, ist unser Patientenkollektiv eindeutig verschieden von der Normalbevölkerung. In 34% waren die Patienten Atopiker, unter Berücksichtigung der Familie erhöht sich der Anteil auf 59%. Ein annähernd ähnliches Ergebnis hat Young 1964 publiziert. Er führte bei 75 Patienten mit dyshidrotischem Ekzem Intrakutantests mit diversen Inhalations- und Nahrungsmittelallergenen durch. Zu 19% waren die Patienten Atopiker (und reagierten positiv auf mindestens ein Allergen), in weiteren 28% fiel (neben den Intrakutantests) die Familienanamnese bezüglich der Atopie positiv aus.

Daß wir zu höheren Prozentsätzen als die Vorautoren kommen, kann u.a. in der strengen klinischen Diagnostik begründet sein. Die klinische Diagnose „Dyshidrose" wurde nur gestellt, wenn wasserklare Bläschen bestanden. So waren z.B. Dermatophytosen in der Regel bereits klinisch ausgeschlossen (vgl. Kapitel 3.3).

Es läßt sich konstatieren, daß Patienten mit Dyshidrosis häufiger selbst und in ihrer Familie atopische Erkrankungen haben.

4.2 Eosinophile

Die Eosinophilie ist seit langem als ein typischer Befund bei der Atopie bekannt. Pürschel (1973) bewies mit Hilfe von Häufigkeitsanalysen die Eosinophilie als ein Merkmal der atopischen Dermatitis. Nachfolgende Untersuchungen haben diesen Zusammenhang bestätigt. So fand Wüthrich bei 118 Patienten mit einer atopischen Dermatitis, bei denen er die absolute Eosinophilenzahl ermittelte, in 40,6% eine Eosinophilie und in 9,3% eine Eosinopenie. Die Genese eosinophiler Granulozyten im Knochenmark wird u.a. von T-Lymphozyten beeinflußt (Czarnetzki und Pawelzik 1983).

Bei 47 unserer Patienten wurden die Eosinophilen apparativ-zytochemisch bestimmt. Es wurde eine prozentuale Auswertung vorgenommen. Als normal galt ein Anteil der eosinophilen Granulozyten an der Gesamtzahl der Leukozyten von 1–6%.

Bei 36 Patienten lag der Anteil der Eosinophilen im Normbereich (Abb. 45). Bei 8 Patienten bestand eine Eosinopenie mit 0,9% (3mal), 0,7% (1mal) und 0,0% (4mal) und bei 4 Patienten eine Eosinophilie mit je 1mal 6,1%, 7,3%, 9,2% und 12%.

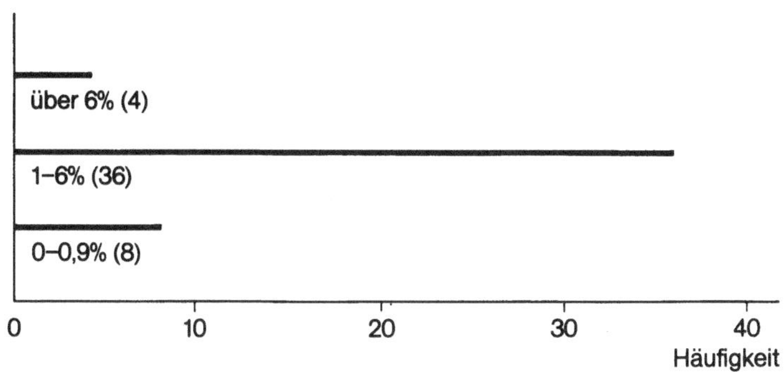

Abb. 45. Verteilung der Eosinophilen

Die Streuung von Werten unter- und oberhalb der Normgrenzen ist, im Gegensatz zu den Ergebnissen bei der atopischen Dermatitis, nicht auffällig. Es besteht weder eine ausgeprägte Tendenz zur Eosinopenie, noch zur Eosinophilie. Unser Ergebnis stimmt mit dem von Young überein, der in einem Kollektiv von 75 Patienten mit Dyshidrose ebenfalls keine wesentliche Verschiebung zur Eosinophilie hin bemerkte.

In der Methodenkritik der apparativ-zytochemischen Bestimmung der eosinophilen Granulozyten muß zugestanden werden, daß die Aussagesicherheit dieses Verfahrens geringer ist als die der Ermittlung der absoluten Eosinophilenzahlen.

Abschließend sei jedoch betont, daß aus den Befunden im Differentialblutbild bei unseren Patienten nicht ohne weiteres gefolgert werden kann, die Eosinophilen spielten im Pathomechanismus der Dyshidrose keine Rolle, da

1. die Eosinophilenzahl im Blut multifaktoriell bedingt ist (Wüthrich 1975),

2. am Beispiel der atopischen Dermatitis eine Abhängigkeit der Eosinophilen vom Schweregrad und Verlauf der Erkrankung nachgewiesen wurde (Wüthrich 1975).

Pürschel (1973) registrierte nach einer 8wöchigen dermatologischen Klimatherapie an der Nordsee bei 250 untersuchten Probanden eine Normalisierung der zuvor erhöhten absoluten Eosinophilenzahl.

Es ist in diesem Zusammenhang zu bedenken, daß die Dyshidrose im Vergleich zur atopischen Dermatitis in der Regel deutlich kleinere Areale des Integuments betrifft, so daß lokale pathologische Veränderungen vermutlich in geringerem Maße zu reaktiven Veränderungen im Gesamtorganismus führen, als daß eine „Bilanzgröße" (Gross 1977) wie das Differentialblutbild hierdurch verändert wird.

3. der von uns geführte Nachweis chemotaktischer Lipoxygenaseprodukte einschließlich des LTB_4 bei der Dyshidrose **für** eine Beteiligung eosinophiler Granulozyten **am Ort** des Geschehens palmoplantar spricht.

4.3 Immunglobulin E

Das Immunglobulin E stellt die Fraktion der γ-Globuline, die als Antikörper in den allergischen Reaktionen von Soforttyp (Typ I nach Coombs und Gell) agieren. Die interindividuelle Variabilität des Serum-IgE-Spiegels wird als genetisch bedingt angesehen. Propping und Voigtländer (1983) vermuten ein multifaktorielles genetisches System.

Es ist gesichert, daß die IgE-Serumspiegel bei Krankheiten des atopischen Formenkreises im Durchschnitt erhöht sind (ausführlich bei Wüthrich 1975). Schnyder (1972) hat für Patienten mit atopischer Dermatitis den Anteil derer, die erhöhte Serumspiegel von IgE haben, mit 50–70% beziffert. Diese Angabe ist mit den Befunden anderer Autoren vereinbar (Graul und Borelli 1973, Wüthrich 1975). Aus den zitierten Ergebnissen folgt allerdings zugleich, daß bei einem kleineren Teil der Patienten normale IgE-Serumspiegel vorliegen. Deshalb hat der IgE-Spiegel keine pathognomonische Relevanz in dem Sinne, daß bei einer mangelnden Erhöhung die Diagnose *atopische Dermatitis* verworfen werden müßte.

Wir haben erstmals IgE-Serumspiegel gezielt für die Dyshidrose bestimmt. Die Untersuchung erfolgte bei 54 Patienten durch einen Papierscheiben-Radio-Immuno-Sorbent-Test (Phadebas IgE PRIST; Hersteller: Pharmacia, Freiburg).

Das Testprinzip basiert auf einer kovalenten Bindung von Anti-IgE an Papierscheiben als fester Phase. In der ersten Inkubation kommt es zur Reaktion mit dem Patientenserum. Danach bilden sich durch Zusatz radioaktiv markierter Anti-IgE-Antikörper Komplexe. Die gebundene Radioaktivität ist der zu bestimmenden IgE-Konzentration direkt proportional (ausführlich bei Ceska und Lundkvist 1972).

Die Verteilung der IgE-Serumspiegel in der Bevölkerung ist ausgeprägt linksschief mit Werten unter 20 U/ml bei über 40% (Barbee et al. 1981). Nach logarithmischer Transformation läßt sie sich in eine Normalverteilung überführen (Abb. 46), der Hersteller gibt für nicht-atopische Erwachsene (N = 175) als Norm den geometrischen Mittelwert mit 14 U/ml, die Standardabweichung 1 s = 41 U/ml und 2 s = 120 U/ml an (Pharmacia 1983).

Wir vergleichen unsere Ergebnisse mit einer umfangreicheren Untersuchung von 3500 Personen, bei der ein geometrischer Mittelwert von 31,1 U/ml bestimmt wurde (Abb. 46; Barbee et al. 1981).

Bei der Hälfte unserer Patienten ist der IgE-Serumspiegel höher als 100 U/ml (Abb. 47). Wenn man die Werte zwischen 100 und 200 U/ml als fraglich erhöht klassifiziert, so haben 17 Patienten (32%) einen eindeutig erhöhten IgE-Spiegel.

Im Vergleich mit der Verteilung in gesunder Bevölkerung, wo nur in 12% höhere Werte als 200 U/ml gefunden wurden, ist offensichtlich, daß der IgE-Serumspiegel in dem Patientenkollektiv deutlich erhöht ist (vgl. Abb. 46 und 47).

Unser Ergebnis bei der Dyshidrose unterscheidet sich allerdings quantitativ von dem bei der atopischen Dermatitis, wo in entsprechenden Studien sowohl höhere Serum-IgE-Spiegel gefunden wurden, als auch mehr Patienten betroffen waren.

Wüthrich (1975) ermittelte für die atopische Dermatitis im Vergleich mit anderen Manifestationen des Atopie-Syndroms (Asthma bronchiale, Rhinitis

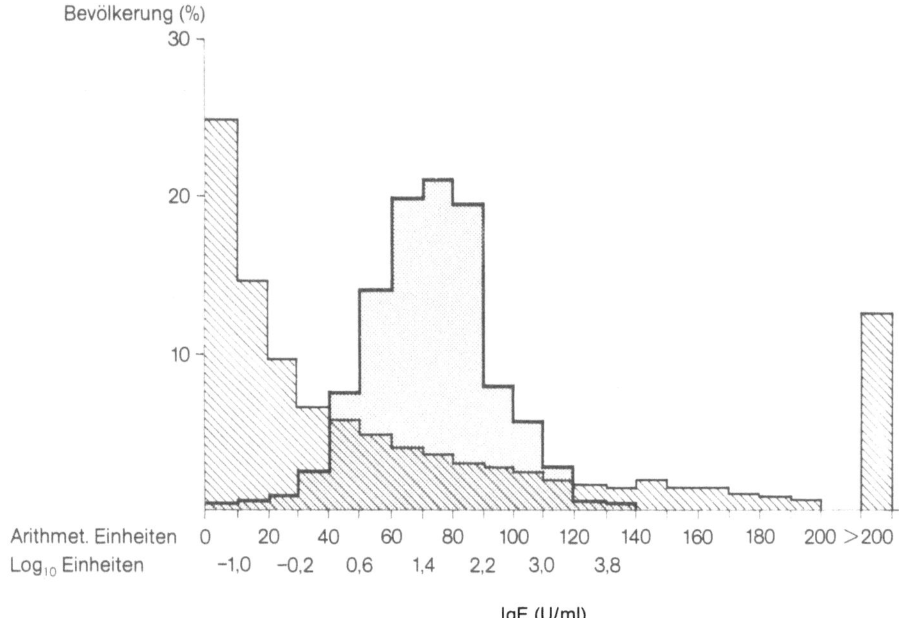

Abb. 46. Verteilung der Serum-IgE-Spiegel von 3500 gesunden Patienten in arithmetischer (schraffiert) und logarithmischer (grau) Darstellung. (Nach Barbee et al. 1981)

allergica saisonalis und perennealis) die höchsten Werte. Er fand zudem nach entsprechender Klassifikation unterschiedlich hohe IgE-Spiegel in direkter Abhängigkeit sowohl vom Schweregrad als auch vom Verlauf der Dermatose.

Die Abhängigkeit vom Verlauf kann so weit gehen, daß bei Patienten mit atopischer Dermatitis, die seit mindestens einem Jahr bis auf Handekzeme oder einzelne nummuläre Ekzemherde erscheinungsfrei sind, keine erhöhten IgE-Spiegel mehr gefunden werden (Johansson und Juhlin 1970).

Eine Korrelation des IgE-Spiegels mit dem Schweregrad ist als Trend auch in unserem Patientenkollektiv bei der Dyshidrosis zu erkennen, wenn der **durchschnittliche Schweregrad** betrachtet wird (Tabelle 14).

Zusammenfassend haben wir demnach bei der Dyshidrosis zwar erhöhte

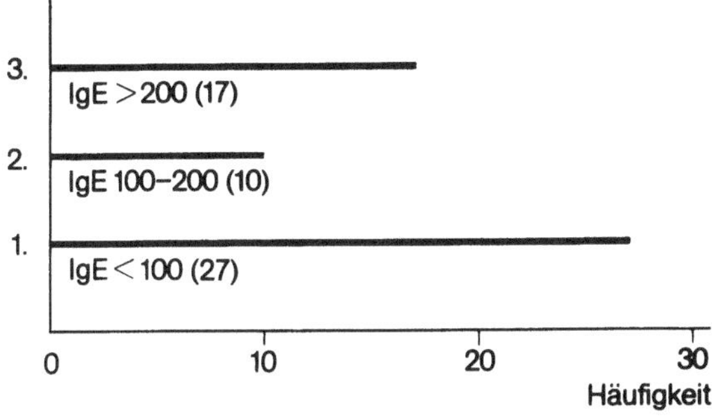

Abb. 47. Verteilung der Serum-IgE-Spiegel bei den Patienten

Tabelle 14. Verteilung der Patienten bezüglich des Schweregrades auf verschiedene Klassen des Immunglobulin E-Serumspiegels

Schweregrad		IgE (U/ml)		
		0–99 (N = 17)	100–200 (N = 10)	> 200 (N = 27)
Gering	1.	4	0	2
Mäßig	2.	11	4	5
Stark	3.	9	5	6
Sehr stark	4.	3	1	3
Extrem	5.	0	0	1
Durchschnittlicher Schweregrad		2,4	2,7	2,8

IgE-Serumspiegel nachgewiesen, die Erhöhung erreicht aber nicht ein solches Ausmaß, wie es für die atopische Dermatitis bekannt ist. Zur Erklärung bieten sich grundsätzlich zwei Hypothesen an.

1. Die erhöhten IgE-Spiegel sind nur durch einen Teil der Patienten, die Atopiker sind, bedingt.
2. Alle Patienten sind Atopiker; die IgE-Spiegel sind deshalb niedriger bei der Dyshidrosis, weil diese weniger ausgedehnt (schwer) ist und einen leichteren Verlauf nimmt als die atopische Dermatitis.

4.4 Dermographismus albus

Der Dermographismus albus ist eine inverse, weiße Hautreaktion auf lokale Irritationen durch Druck und Scherkräfte, wie sie beim Schreiben oder Ziehen von Strichen mit einem festen Gegenstand auftreten. Normal ist die örtlich begrenzte Rötung der Haut infolge einer Vasodilatation (roter Dermographismus). Beim Dermographismus albus entsteht paradoxerweise eine lokale Anämie, die auf eine periphere Vasokonstriktion kleiner Gefäße zurückgeführt werden kann (Wüthrich 1975). Diese paradoxe Reaktion ist typisch für Atopiker, insbesondere mit Hautbeteiligung (Wüthrich 1975, Braun-Falco, Plewig und Wolff 1984).

Eine erhöhte Tendenz zur Vasokonstriktion und entsprechenden Minderdurchblutung kleiner Hautgefäße (nicht aber z.B. der Muskelgefäße) ist als Merkmal der atopischen Dermatitis bekannt (Klüken 1972). Es wird allerdings eine zusätzliche Möglichkeit für die Genese des weißen Dermographismus in einer ödembedingten Kompression der Kapillaren gesehen (Ramsay 1969, Braun-Falco, Plewig und Wolff 1984).

Die Angaben zur Häufigkeit dieser Hautreaktion bei der atopischen Dermatitis schwanken. Einige Autoren fanden sie nur in erkrankter Haut, andere dagegen auch z.B. zu 48% in gesunder Haut (Ramsay 1969).

Wir testeten unsere 58 Patienten auf gesunder Haut, indem wir Striche zo-

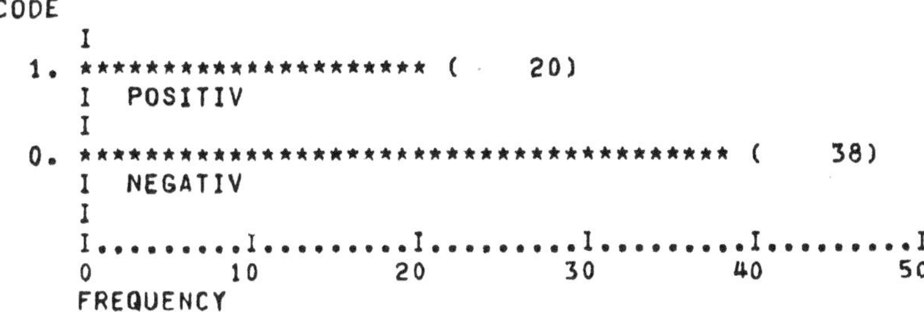

Abb. 48. Dermographismus albus

gen, die sich kreuzweise schnitten. Testorte waren der Rücken oder die Arme. In 20 Fällen wurde ein weißer Dermographismus provoziert (Abb. 48). Bei 4 weiteren Patienten lösten wir einen urtikariellen Dermographismus aus.

Der Nachweis des Dermographismus albus bei einem erheblichen Teil (34%) der Patienten mit Dyshidrosis ist ein weiteres Indiz für die engen Bezüge dieser Krankheit zum Atopie-Syndrom.

Eine systematische Suche nach vasomotorischen Störungen bei dyshidrotischen Ekzemen haben vor uns bereits Grosshans, Basset und Dakhel (1969) vorgenommen. Sie subsumierten alle Fälle mit weißem Dermographismus oder einem cholinergischen Erblassen der Diagnose *atopische Dermatitis*.

Für die Bewertung des Merkmals *Dermographismus albus* gilt Ähnliches wie für die Eosinophilen oder das IgE. Es handelt sich auch hier weder um ein fixes noch um ein pathognomonisches Kriterium (Rook, Wilkinson und Ebbling 1979).

Der Dermographismus albus ist bei der atopischen Dermatitis abhängig von der Schwere und dem Verlauf. Düngemann und Borelli (1975) haben berichtet, daß er während einer Klimatherapie in Davos bei 19% der Patienten völlig verschwand.

5 Das atopische Palmoplantarekzem – Übergreifende Diskussion der Untersuchungsergebnisse

Das *atopische Palmoplantarekzem* ist die Diagnose, die ich als Ersatz für die Termini *Dyshidrose, Dyshidrosis, dyshidrotisches und dyshidrosiformes Ekzem* vorschlage.

Es konnte gezeigt werden, daß die Verwendung der alten Bezeichnungen problematisch ist, weil sie mit falschen Krankheitskonzepten verknüpft sind (Kapitel 1.8.3).

Die Diagnose atopisches Palmoplantarekzem läßt sich durch folgende Eigenschaften beschreiben:

1. Die bereits erfolgte Klassifikation als Ekzem wird beibehalten (vgl. Kapitel 1.8.1).
2. Die Lokalisation wird exakt bestimmt. – Es kann individuell auch ein atopisches Palmar- oder Plantarekzem differenziert werden.
3. Mit der Charakterisierung *atopisch* erfolgt die Einordnung in **eine** bewährte Krankheitstheorie.

Das vorgestellte Konzept ist den bekannten Klassifikationen theoretisch überlegen, da diese stets polyätiologisch sind und in der Regel auf eine *genuine* oder *idiopathische* Variante nicht verzichten können.

Im Unterschied zu den deskriptiven Begriffen *Pompholyx* oder *Acrovesiculatio recidivans,* die durch Abstraktion vergleichbarer klinischer Befunde gebildet wurden, ist das *atopische Palmoplantarekzem* eine **Diagnose,** die eine Theorie impliziert (Gross 1976).

Vor der praktischen Anwendung der Diagnose *„atopisches Palmoplantarekzem"* sind zwei Bedingungen zu erfüllen:

1. Die Zuordnung zum Atopie-Syndrom muß hinreichend begründet und empirisch belegt werden.
2. Es ist der Nachweis zu führen, daß der neue theoretische Ansatz die bisherigen ersetzen kann.

Beides wird jetzt im Rückgriff auf frühere und eigene Untersuchungsergebnisse versucht.

5.1 Frühere Erfahrungen

Ein **empirischer Zusammenhang** von Atopie, Handekzemen und Dyshidrose wurde wiederholt hergestellt. Es ist nicht besonders auffällig, wenn – wie in der großen Studie von Agrub 1969 – bis zu 19% der Patienten mit Handekzemen gleichzeitig Atopiker sind. In jüngster Zeit wurde jedoch mit 38,8% die Atopie als eine wesentliche Ursache erkannt (Bäurle und Haneke 1984). Noch anders verhält es sich bei speziellen Formen, wie dem chronisch-irritativen Hausfrauenekzem, wo in bis zu 82% eine Atopie vorlag (Glickman und Silvers 1967).

Auf der anderen Seite sind bei der atopischen Dermatitis die Hände mit 69% am häufigsten affiziert (Bandmann und Agathos 1980, Agathos und Bernecker 1982). In 44% wiederum ist das Handekzem auch dyshidrosiform (Breit, Leutgeb und Bandmann 1972). Diese Ergebnisse aus der Arbeitsgruppe um Bandmann unterscheiden sich nicht grundsätzlich von denen einer Studie an 568 Patienten, wo in 22,5% neben der atopischen Dermatitis eine Dyshidrose bestand (Témine und Oddoze 1967). Die Inzidenz der Dyshidrose ist mit über 20% für die Personengruppe mit atopischer Dermatitis fraglos höher als für die Normalbevölkerung (in dem ausgewählten Krankengut unserer Klinik wurde nur bei etwa 1% eine Dyshidrose diagnostiziert, vgl. Kapitel 2.7).

Diese Beziehung ist klinisch wiederholt verifiziert worden, man kennt *dyshidrosiforme Ekzemschübe* bei der atopischen Dermatitis (Becker und Obermayer 1947, Röckl 1979).

Umgekehrt wurde bei der diagnostischen Abklärung dyshidrotischer Ekzeme durch Provokation mit Nickel mehrfach eine atopische Dermatitis ausgelöst (Lampe 1982)

Herzberg hat die *Pulpité sèche,* die ein der Dyshidrosis lamellosa sicca ähnliches Bild an Fingerbeeren und -endgliederbeugeseiten bezeichnet, bereits 1973 als eine „wenig bekannte Form der Neurodermitis" etabliert. Während es sich beim atopischen Palmoplantarekzem um eine Krankheit der Erwachsenen handelt, können die *atopic winterfeet* als eine Variante der Kinder angesehen werden (Silvers und Glickman 1968).

5.2 Vererbung

Die atopische Dermatitis ist erblich. Es wird allgemein eine multifaktorielle Vererbung mit Schwellenwerteffekt angenommen (Wüthrich 1975, Propping und Voigtländer 1983).

Für die Manifestation einer polygen vererbten Krankheit ist eine bestimmte Anzahl von Genen notwendig, wobei die Manifestationsschwelle zwischen den Geschlechtern differieren kann. Hierauf beruht der *Carter-Effekt*, den Happle und Schnyder 1982 beim atopischen Asthma nachweisen konnten und der wiederum das skizzierte genetische System stützt.

Der gleiche Vererbungsmodus bestimmt die erhöhte Bildung von IgE (Bias et al. 1979). Eine Bindung der Regulation an das HLA-System scheint nicht zu bestehen (Grosshans 1984).

Wenn das *atopische Palmoplantarekzem* eine Variante der *atopischen Dermatitis* ist, so gilt hierfür ebenfalls die **multifaktorielle Vererbung mit Schwellenwerteffekt.** Die Erblichkeit der Dyshidrose wurde bereits 1956 vermutet, als die Krankheit bei getrennt lebenden eineiigen Zwillingen beobachtet wurde (Lorincz 1956).

Eine familiäre Belastung mit Atopie wurde bei 26 (von 58) Patienten und mit *Dyshidrose* bei weiteren 7 gefunden. Somit ist in 33 Fällen (57%) die Erblichkeit empirisch belegbar. Unser Ergebnis ist mit den Verhältnissen bei der atopischen Dermatitis vergleichbar. Wir konnten bei 25 Patienten (43%) zwar keine familiäre Belastung nachweisen, dieser Anteil liegt jedoch in der Schwankungsbreite für Solitärfälle bei der atopischen Dermatitis, die Schnyder mit 33–50% beziffert (Schnyder 1972).

Die Bezüge zum Atopie-Syndrom werden noch deutlich enger, wenn man zu den obigen Patienten weitere 7 hinzufügt, die selbst atopische Erkrankungen gehabt haben. Addiert man zu diesen 40 Personen (69%) schließlich noch alle die, bei denen eine Erhöhung des IgE (über 200 U/ml) oder ein weißer Dermographismus gefunden wurde, so bleiben als Rest noch 13 (22%) ohne jedes dieser Merkmale.

5.3 Klinische Merkmale

Das **Durchschnittsalter** unserer Patienten mit atopischem Palmoplantarekzem ist mit 32,2 Jahren etwas höher als das bei der atopischen Dermatitis der Erwachsenen, welches Wüthrich 1975 mit 27,5 angibt. Wir führen diese Differenz darauf zurück, daß die Manifestation atopischer Palmoplantarekzeme in besonderer Weise durch hautbelastende Tätigkeiten begünstigt wird, wie sie erst mit der Berufstätigkeit gehäuft notwendig werden. Nur eine Patientin in unserem Kollektiv war jünger als 15 Jahre.

Wüthrich hat 1975 bei Erwachsenen verschiedene Verlaufsformen der atopischen Dermatitis erarbeitet, die während bzw. kurz nach der Pubertät entweder beginnen oder sich verschlimmern. Diese Beobachtung deckt sich weitgehend mit unserer Erfahrung.

Der **Krankheitsverlauf** ist chronisch oder (chronisch-) rezidivierend.

Ein Teil unserer Patienten bemerkte eine **Saisonabhängigkeit** mit Bevorzugung der wärmeren Jahreszeiten (Kapitel 2.4). Beides ist für die atopische Dermatitis bekannt.

Das **klinische Bild** ist symmetrisch, morphologisch wird es durch Vesikeln, Erytheme und Squamae bestimmt. *Bläschen* sind nicht typisch für die atopische Dermatitis, eine Differenz, die durch anatomische Besonderheiten der Palmoplantarregion (anderes Keratinmuster, dickere Hornschicht) zu erklären ist. – Die gleichen Faktoren bedingen in Analogie bekanntlich bei der Psoriasis palmoplantar eine *pustulöse* Variante.

Als Vorläufer des klinischen Bildes fungiert in dem Verlaufsmodell des atopischen Palmoplantarekzems (Abb. 11) der **Juckreiz**, der die Patienten häufig am stärksten beeinträchtigt. Bei der atopischen Dermatitis ist der Juckreiz das führende Symptom und eilt oft einer Exazerbation voraus. In dieser Gemeinsamkeit liegt ein Unterschied zu anderen Dermatosen.

Im Vergleich zum Juckreiz sind die dystrophischen **Nagelveränderungen** als weitgehend unspezifisch zu werten (Kapitel 2.5.7). Sie sind auch bei anderen Dermatosen als der atopischen Dermatitis zu beobachten.

5.4 Ursachen

*"All patient's general reactivity being
probably disturbed by some unknown factor."*
Simons in: Eczema of the hands. Investigations
into dyshidrosiform eruptions, 1966

Die Ursache der atopischen Dermatitis ist letztlich derzeit unbekannt. Die Krankheit läßt sich im Gegensatz zur allergischen Rhinitis, Conjunctivitis und dem Asthma bronchiale immunologisch **nicht** auf eine allergische Reaktion vom Soforttyp reduzieren, dazu sind u.a. die individuellen Verlaufsformen zu unterschiedlich. Sie hat allerdings mit den übrigen Manifestationen des Atopie-Syndroms eine Störung der **humoralen Immunität** gemeinsam. Typ I-Reaktionen nach Coombs und Gell, vorwiegend gegen Inhalationsallergene, sind häufig. Ihr Nachweis erfolgt klassisch in vivo durch Scratch-, Prick- und Intrakutantests, er ist seit einigen Jahren auch in vitro im RAST möglich.

Schuppli hat schon 1954 entsprechende Auffälligkeiten bei der *Dyshidrosis* beobachtet. Seine Patienten reagierten in 25% positiv auf Hausstaub und in 30% auf Blütenpollen. Er hat bereits vor 30 Jahren darauf hingewiesen, daß diese Testergebnisse denen beim Asthma ähnlich seien, nicht dagegen denen beim allergischen Kontaktekzem. In einer späteren allergologischen Studie an 75 Patienten mit *dyshidrotischem Ekzem* traten 69mal (92%) positive Reaktionen nach dem Intrakutantest mit Inhalations- und Nahrungsmittelallergenen auf. In einer Kontrollgruppe von 55 Patienten war dies nur 5mal (9%) der Fall (Young 1964).

Die angeführten Prozentsätze positiver Hauttestreaktionen beim atopischen Palmoplantarekzem stimmen mit denen, die für die atopische Dermatitis angegeben werden, weitgehend überein (Braun-Falco, Plewig und Wolff 1984).

Da die sensibilisierten Patienten vielfach Pollenallergiker sind, haben wir gezielt den Hinweis von Röckl (1979) aufgegriffen, daß „dyshidrosiforme Ekzemschübe" bei inhalativer Mehlallergie endogen auslösbar seien. Die von uns durchgeführten Intrakutantests ergaben jedoch keine deutlichen Hinweise für relevante Mehlallergien unserer Patienten, so daß wir die Beobachtung von Röckl nicht bestätigen können (vgl. Kapitel 3.4).

Als Coca 1925 das Atopie-Syndrom begründete, bezeichnete er die humoralen Auslöser der allergischen Reaktionen als „atopic reagins" (Schadewaldt 1983). Die *Reagine* sind Antikörper und inzwischen als **Immunglobuline der Klasse E** identifiziert. Die IgE-Spiegel sind bei der atopischen Dermatitis erhöht. Deshalb ist für die Begründung des atopischen Palmoplantarekzems ein analoger Nachweis notwendig gewesen.

Wir konnten bei 50% der Patienten höhere IgE-Spiegel als 100 U/ml nachweisen. Dieses Ergebnis unterscheidet unsere Patienten sowohl von der Normalbevölkerung als auch von Patienten mit anderen Formen des Handekzems; so wurde beim hyperkeratotisch-rhagadiformen Handekzem nur in einem von 11 Fällen eine Erhöhung des IgE über 100 U/ml gemessen (Bäurle und Haneke 1984).

Auf der anderen Seite sind bei der atopischen Dermatitis die IgE-Serumspiegel häufiger und stärker erhöht, als wir sie fanden. Dieser Unterschied erklärt sich daraus, daß der IgE-Serumspiegel mit dem Ausmaß und Verlauf der Krankheit korreliert (vgl. Kapitel 4.3). In einer Studie von Atopikern, deren Dermatose bis auf ein Handekzem seit mindestens einem Jahr abgeheilt war, lag das IgE sogar im Normbereich (Johansson und Juhlin 1970).

Deshalb sind die erhöhten Werte unserer Patienten ein weiteres (notwendiges, aber auch hinreichendes) Argument für das *atopische Palmoplantarekzem*.

5.4.1 Theorie

Die Darstellung und Diskussion aller **Theorien zur atopischen Dermatitis** könnte Gegenstand einer separaten Monographie sein (vgl. Wüthrich 1975). Wir streifen deshalb nur die beiden, die für die weitere Diskussion besonders interessant sind.

1. Parish und Champion haben 1973 eine **Störung in der Regulation der T-zell-vermittelten Immunität** als ursächlich angenommen (Champion und Parish 1979). Eine Verminderung der Suppressor-T-Lymphozyten ist Ursache der erhöhten Aktivität von T-Lymphozyten, was einerseits die Hautveränderungen (wie beim Kontaktekzem) bewirkt, andererseits aber das Potential der zellvermittelten Immunität so erschöpft, daß die zelluläre Abwehr gegen Mikroorganismen ebenso reduziert ist wie die T-zellvermittelte Spättypreaktion. Es resultieren eine erhöhte Infektanfälligkeit und eine geringere Tendenz zur Entwicklung allergischer Kontaktekzeme.

Die erhöhte IgE-Bildung kann als Regulationsdefekt ebenfalls auf eine mangelhafte Suppression durch T-Zellen im Säuglingsalter zurückgeführt werden (Björksten 1984).

2. Szentivanyi hat 1968 am Modell des Asthma bronchiale die Hypothese der **Blockade der β-adrenergen Rezeptoren** bei der Atopie entwickelt (Szentivanyi 1969). Sein Modell wurde umgehend als auf alle Manifestationen des Atopie-Syndroms anwendbar erkannt (Reed 1969, ausführlich bei Wüthrich 1975). Stark vereinfachend impliziert es die folgenden Zusammenhänge:

Die Stimulation der β-Rezeptoren ist identisch mit der enzymatischen Aktivität der Adenylcyclase. Die Adenylcyclase setzt ATP in cyclo-AMP um. cAMP ist ein zentraler Regulator im Zellstoffwechsel, dessen Synthese durch die Stimulation des α-Rezeptors inhibiert wird. Insofern besteht bei einer Blockade des β-Rezeptors ein Ungleichgewicht, die Synthese von cAMP wird gehemmt mit den Folgen:

1. Entzündungsmediatoren werden vermehrt freigesetzt, wie z.B. Histamin aus Basophilen und Mastzellen (Ring 1978).
2. Die Antikörperbildung (IgE) wird gefördert.
3. Die Wirkungen von Acetylcholin werden verstärkt, weil aus der Stimulation der cholinergischen Rezeptoren eine Synthese von cGMP resultiert und cGMP ein Antagonist zu cAMP ist.

Eine andere Erklärung des erniedrigten cAMP-Spiegels betont den Katabolismus. Durch eine **Erhöhung der Phosphodiesteraseaktivität** kommt es bei Patienten mir atopischer Dermatitis zur Erniedrigung des cAMP (Holla et al. 1972).

Zusammenfassend liegt eine elementare Störung der Regulation im autonomen Nervensystem vor.

5.4.2 Praxis

Ein klassisches Merkmal aller Ekzeme ist die Entzündung. Das trifft auch auf die atopische Dermatitis und das atopische Palmoplantarekzem zu. Als wichtige **Entzündungsmediatoren** sind in letzter Zeit die chemotaktischen Lipoxygenaseprodukte des Arachidonsäuremetabolismus erkannt worden (vgl. Kapitel 3.5).

Diese Metaboliten und speziell Leukotrien B_4 sind 1984 in der atopischen Dermatitis von der Gruppe um Ruzicka identifiziert worden. Wir haben den entsprechenden Nachweis für das atopische Palmoplantarekzem geführt.

Diese weitere Übereinstimmung zwischen den beiden Krankheiten kann allerdings nicht als direkter Beweis eines identischen Pathomechanismus gewertet werden, da die genannten Mediatoren auch bei anderen Dermatosen wie der Psoriasis eine Rolle spielen. Andererseits sind die Mediatoren wiederum nicht völlig unspezifisch, da sie nicht bei allen entzündlichen Dermatosen gefunden werden (vgl. Kapitel 3.5).

Auf welcher Ebene im Pathomechanismus von atopischer Dermatitis und atopischem Palmoplantarekzem die Lipoxygenaseprodukte anzusiedeln sind, muß derzeit offengelassen werden.

Unsere Patienten wußten in der Regel sehr wohl um **endogene** wie **exogene Faktoren,** die nach ihrer Erfahrung das atopische Palmoplantarekzem verursachen oder begünstigen (vgl. Kapitel 2.8). **Endogen** dominierte der **Streß** als pathogenes Moment. Die Übereinstimmung mit den Erfahrungen bei der atopischen Dermatitis ist evident. Man kann hypothetisch die Wirkung psychischer Faktoren mit der Blockade der β-adrenergen Rezeptoren in Verbindung bringen, wenn man die erwähnten Folgen des erniedrigten cAMP bedenkt. Die Patienten sind u.a. cholinergisch leichter erregbar. Herrmann (1972) fand bezüglich des Schwitzens, daß Atopiker sowohl auf kleinere Dosen von Acetylcholin reagieren als auch bei gleicher Dosis mehr und länger schwitzen als Normalpersonen, worauf noch einzugehen ist. Das bedeutet, Atopiker sind sensibler auf cholinerge Stimuli. Die persönlichen Angaben unserer Patienten mit atopischem Palmoplantarekzem bestätigen diesen Zusammenhang.

Des weiteren zeigen Patienten mit atopischer Dermatitis eine starke Tendenz zur Vasokonstriktion, die durch ein Überwiegen der α-adrenergen Rezeptoren erklärt werden kann. Die Basaltemperatur ist akral häufig niedriger als bei Normalpersonen (Wüthrich 1975). Schon lange sind die Empfindlichkeit auf Kälte- wie Wärmereize und paradoxe Reaktionen nach Temperaturänderungen bekannt (Borelli und Kopecká 1960, Koscard, Ofner und Broe 1973).

Als ein Moment der Neigung zu verstärkter Vasokonstriktion kann der Dermographismus albus verstanden werden, den wir auch bei unseren Patienten oft auslösen konnten (vgl. Kapitel 4.4).

Dagegen haben wir erniedrigte Basaltemperaturen nicht nachgewiesen. Es wurden keine thermometrischen Messungen an den Akren durchgeführt. Zudem ist zu vermuten, daß solche Messungen – zumindest an den Fingern – keine signifikant erniedrigten Temperaturen ergeben hätten, da die palmoplantare Hauttemperatur entzündungsbedingt relativ erhöht war. Als Trend zu niedrigeren Basaltemperaturen können die plantar gemessenen Differenzen gewertet werden, die sich insgesamt trotz der bei einigen Patienten vorhandenen ekzematösen Veränderungen ermitteln ließen.

Funktionstests mit Kälte- oder Wärmereizen haben wir nicht vorgenommen. Atlas (1962) beobachtete allerdings schon früher Abweichungen in der Thermoregulation wie paradoxe Reaktionen nach Temperaturänderungen für das dyshidrotische Ekzem.

Die Vermutung, daß beim atopischen Palmoplantarekzem vergleichbare Störungen in der Regulation des autonomen Nervensystems wie bei der atopischen Dermatitis vorhanden sind, ist somit empirisch belegbar.

Von den **exogenen** Faktoren führten die Patienten vor allem **Feuchtarbeiten** als ursächlich oder verschlimmernd für das atopische Palmoplantarekzem an. Die gleiche Beobachtung hat schon Reichenberger publiziert (Reichenberger 1972a). Wir haben – analog zu Lindemayr – den Eindruck gewonnen, daß unsere Patienten entgegen Normalpersonen auf eine chronische Hautirritation nicht mit einem „hardening"-Effekt reagieren können und so dekompensieren mit dem Resultat des Palmarekzems (Lindemayr 1984a).

Diese Empfindlichkeit ist für Atopiker anerkannt (Frosch 1985). Sie erkranken in allen Berufsgruppen mit Feuchtarbeiten häufiger als andere an Handekzemen (Lammintausta 1983). Tronnier (1981) hat in diesem Zusammenhang auf eine verminderte Fähigkeit zur Alkalineutralisation verwiesen. Die Neutralisation ist im wesentlichen an die Hornschicht gebunden und wird durch deren Hydratation günstig beeinflußt.

Wir haben bei unseren Messungen mit dem Hygroton keine Verringerung der relativen Hornschichtfeuchtigkeit festgestellt (vgl. Kapitel 3.2). Dieses Ergebnis ist aber zu relativieren: Aufgrund der nachgewiesenen und überwiegend hoch bzw. sehr hoch signifikanten Korrelationen mit den durch das Evaporimeter bestimmten transepidermalen Wasserverlusten wird wahrscheinlich mit dem Hygroton nur die Feuchtigkeit der Hornschichtoberfläche ermittelt, was Tronnier (1984) ebenfalls annimmt. Deshalb sehen wir die Frage, ob beim atopischen Palmoplantarekzem Abweichungen in der Hydratation der Hornschicht bestehen, auch weiterhin als offen an.

Dagegen konnten wir mit dem Evaporimeter erhöhte transepidermale Wasserverluste in gesunder Haut nachweisen, wie es Rajka 1974 bei der atopischen Dermatitis gelang. Diese Befunde sprechen für eine gemeinsame Minderung der Hornschichtbarrierefunktion (Grosshans 1984, Frosch 1985). Die erniedrigte Barrierefunktion der Hornschicht erklärt die Empfindlichkeit unserer Patienten gegenüber Irritantien und Feuchtarbeiten. Die Hautempfindlichkeit führt zu einem häufigeren Befall der Handinnenflächen als der Fußsohlen.

Das atopische Palmarekzem ist im Unterschied zu anderen Formen der atopischen Dermatitis stärker von exogenen Faktoren abhängig, weil die Hand in ihren Funktionen als *Werkzeug* und *Kommunikationsorgan* ständig wechselnde Außenkontakte hat.

5.5 Folgen

Die psychosozialen Folgen für die Patienten sind erheblich und sollten in der Therapie immer mitbedacht werden (vgl. Kapitel 2.9).

In Phasen starker psychischer Belastung kann es beim atopischen Palmoplantarekzem zum gleichen Circulus vitiosus kommen wie bei der atopischen Dermatitis: Die Patienten konzentrieren sich auf ihre Krankheit, die Wahrnehmungsschwelle für den Juckreiz sinkt, es juckt stärker, man „juckt sich" mehr, es kommt zur Verschlimmerung, usw. Häufig sind solche Abläufe abends oder nachts im Bett, wenn man zur Ruhe (hier besser *Unruhe*) kommt.

Das atopische Palmoplantarekzem begünstigt daneben die Genese weiterer Erkrankungen, die bisher als kausale Faktoren der Dyshidrose galten.

5.5.1 Parasiten

Sekundärinfektionen haben wir sowohl durch Pilze (5mal) als auch Bakterien (2mal)[1] beobachtet (vgl. Kapitel 3.3). Diese Befunde sind nicht überraschend. Reichenberger (1972a) fand in 11% Pilze.

Durch die Persistenz des Ekzems trotz antimykotischer oder antibakterieller Therapie ist der Beweis ex juvantibus zu führen, daß es sich um eine sekundäre Infektion handelt. Eine solche Injektion kann durch das beim atopischen Ekzem bekannte Defizit an Suppressor-T-Lymphozyten begünstigt sein.

Die **Mykid-Theorie** wurde an anderer Stelle ausführlich diskutiert (Kapitel 1.4, 1.8.2 und 3.3). Ohne weitere empirische Belege muß sie als spekulativ und unbewiesen gelten. Für den Krankheitsverlauf des atopischen Palmoplantarekzems ist sie nach unserer Erfahrung ohne Relevanz.

5.5.2 Allergie

Sensibilisierungen vom Spättyp bestanden entsprechend den positiven Epikutantestreaktionen bei über einem Drittel (38%) unserer Patienten (Kapitel 3.4).

Dieser Befund ist auffällig, insbesondere wenn auch für das atopische Palmoplantarekzem eine Verminderung der Suppressor-T-Lymphozyten postuliert wird. Es bestanden keine erheblichen Unterschiede zwischen Patienten mit und ohne offensichtliche (zusätzliche) Manifestationen des Atopie-Syndroms.

Wir erklären die häufigen Sensibilisierungen auf dem Boden eines atopischen Palmoplantarekzems mit der mangelhaften Hornschichtbarrierefunktion, woraus eine erleichterte Penetration potentieller Allergene resultiert. Es ist bekannt, daß eine toxisch geschädigte Haut die nachfolgende Sensibilisierung begünstigt (Stüttgen 1977, Foussereau 1978).

Ein weiteres Argument für die sekundäre Entstehung der Sensibilisierungen ergibt sich aus dem Verlauf atopischer Palmoplantarekzeme, die trotz Meidens der Kontaktallergene nicht abheilen. Hierauf hat bereits Reichenberger (1972a) aufmerksam gemacht.

Andere Autoren konnten auch keine Korrelation zwischen der Verschlimmerung des Hautzustandes und dem äußeren Kontakt mit Allergenen erkennen (Christensen und Möller 1975a).

---

[1] Es handelte sich um pathogene Staphylokokken

Es handelte sich in unserem Kollektiv mehrheitlich um Sensibilisierungen gegen Metallsalze. Nickel war häufiger als Chromat betroffen. Diese Ergebnisse sind denen von Breit (1981) sehr ähnlich, der bei der atopischen Dermatitis zu 36,6% positive Epikutantestreaktionen fand – bei Nichtatopikern waren es 48,8%. Unser Anteil beim atopischen Palmoplantarekzem ist mit 38% nur unwesentlich höher.

Breit stellte zudem fest, daß die Sensibilisierungen gegen Metallsalze in seinen beiden Kollektiven *absolut* gleich häufig waren. Damit spielen die Metallsalzallergien für Atopiker eine *relativ* größere Rolle als für die Normalbevölkerung. Dieser Schluß wird durch eine prospektive Studie von Christensen (1982) bestätigt, der für Atopiker mit Nickelallergie eine schlechtere Prognose stellt als für Nichtatopiker mit gleicher Sensibilisierung.

Überspitzt hat Blaylock (1976) die Nickelallergie zu einem phänotypischen Kennzeichen der atopischen Dermatitis erklärt. Er führt zudem die reduzierte Barrierefunktion wie die gestörte Keratinisation konsequent gemäß der Theorie Sventivanyis auf ein Ungleichgewicht in der autonomen Regulation zurück.

5.5.3 Schwitzen

Aus unseren vergleichenden hygrometrischen Untersuchungen folgt, daß in dem Patientenkollektiv zum Zeitpunkt der Messungen keine palmoplantare **Hyperhidrose** bestand. Es wurden aber große interindividuelle Unterschiede deutlich, die statistisch in hohen Standardabweichungen ihren Ausdruck fanden. In Einzelfällen haben wir Messungen wiederholt und auch intraindividuell erhebliche Schwankungen registriert (unveröffentlichte Ergebnisse).

Wir folgern hieraus, daß unsere Untersuchung nicht so weitgehend interpretiert werden kann, daß für Patienten mit atopischem Palmoplantarekzem die Möglichkeit einer funktionellen Hyperhidrose grundsätzlich auszuschließen ist. Dies stände auch im Widerspruch zu mancher klinischen Erfahrung: Schwitzen kann hier ebenso eine Verschlimmerung bewirken, wie es für die atopische Dermatitis bekannt ist (Gloor und Wagner 1985).

Es wurde bereits im Zusammenhang mit der Theorie der β-adrenergen Rezeptorblockade erwähnt, daß bei Atopikern die Schweißdrüsen auf Acetylcholin sensibler und produktiver reagieren (Warndorff 1970, Herrmann 1972). Die neuroendokrinologische Regulation der ekkrinen Schweißdrüsen ist bekannt (Robershaw 1977).

Stüttgen (1977) hat eine verstärkte Schweißsekretion für die Gelenkbeugen bei der atopischen Dermatitis angenommen.

Wenn man unter diesen Voraussetzungen wie Kaliner 1976 die Übererregbarkeit als einen grundlegenden Defekt der Atopie akzeptiert und berücksichtigt, daß Atopiker nach cholinergischen Stimuli reaktiver sind, was auch für die ekkrine Schweißsekretion gezeigt wurde, so ist es verständlich, daß bei Patienten mit atopischem Palmoplantarekzem eine funktionelle Hyperhidrose möglich ist (Kresbach 1967). Die morphologischen Voraussetzungen hierzu sind palmoplantar durch die hohe Zahl ekkriner Schweißdrüsen gegeben (Stüttgen und Schäfer 1974).

An dieser Stelle schließt sich der Kreis, der im theoretischen Teil dieser Arbeit zu zeichnen war.

5.6 Grenzen

Das atopische Palmoplantarekzem ist differentialdiagnostisch von allen Dermatosen abzugrenzen, von denen die *Dyshidrosis* unterschieden wurde (vgl. Kapitel 1.1).

Des weiteren ist eine Abgrenzung gegen die sog. *dyshidrosiformen* Arzneimittelexantheme erforderlich (vgl. Kapitel 1.7).

Theoretisch ist dies unproblematisch, da der Begriff *Exanthem* bereits eine klare Trennung vom *Ekzem* impliziert (Schwanitz und Oeser 1983).

Praktisch schlagen wir deshalb als Bezeichnung *Pompholyx-artiges Arzneimittelexanthem* oder *Arzneimittelexanthem unter dem Bilde eines atopischen Palmoplantarekzems* vor.

6 Therapie

6.1 Frühere Verfahren

Die Behandlung *dyshidrotischer* Ekzeme hat im Laufe dieses Jahrhunderts mehrere Wechsel erfahren, aber **die Therapie** gibt es bis heute nicht.

Ohne Anspruch auf Vollständigkeit werden im folgenden einige unterschiedliche Verfahrensweisen genannt, die zum größten Teil wieder verlassen wurden, weil sie in ihrer Wirkung nicht überzeugten, erhebliche Nebenwirkungen hatten oder auf Theorien beruhten, die sich nicht bewährten. (So ergeben sich Berührungspunkte zur Einleitung dieser Arbeit.)

Extern wurde der Katalog dermatologischer Wirkstoffe und Grundlagen wohl weitgehend erprobt. Es bewährte sich Spiritus mit Zusätzen von Aluminium, Aceton oder Silbernitrat (Hammer 1913, Unna 1916). Borumschläge wurden ebenso eingesetzt (Giardino 1934) wie heiße Bäder (Kosmadis 1923) oder eine Mitigal-Schwefelsalbe (Schreus 1922). Bei einer Superinfektion half Jodtinktur (Favre 1926), später kamen die Antibiotika wie Chloramphenicol zum Einsatz (Aron-Brunetière 1952). Unna empfahl 1916, die Bläschen aufzustechen, um die Abheilung zu beschleunigen.

Manche Vorschläge, wie die Anwendung von Zement zur Verringerung des Juckreizes, wurden umgehend zurückgewiesen (von Ries 1948, Burckhardt 1948).

Intern wandte man verschiedene Substanzen und Verfahren an. Das Vitamin P sollte den Juckreiz wie die Schweißsekretion reduzieren (Delbarre 1948). Die Eintrocknung der Bläschen versuchte man durch ein Diuretikum zu beschleunigen (Oehlschlaegel 1962, van Steenbergen und Vinks 1963). Bei nachgewiesener Pilzinfektion und Resistenz gegen Externa wurde über den Erfolg einer Einnahme von Kalium jodatum berichtet (Vilanova und Casanovas 1951). Eine eindeutige Diät wurde nicht entwickelt. Es finden sich sowohl Empfehlungen, Eier zu meiden, als auch solche, sich eiweißreich zu ernähren (Mac Arthur 1928, Roller 1940).

Die **Röntgentherapie** bewährte sich bei chronischen und schweren Verläufen (Michael 1933). Je nach theoretischer Ausrichtung wurde die Wirkung aus einer Atrophie der Schweißdrüsen (Sicoli 1924) oder einer ungünstigen Milieuänderung für Pilze (Chiantella und Cofano 1951) abgeleitet. Infolge der Fokus-Theorie wurde zudem eine indirekte Beeinflussung durch Röntgen der Foci versucht (Kémeri 1932).

Ausgehend von der Hypothese, es liege eine Störung im vegetativen Nervensystem vor, wurde hier ein therapeutischer Angriffspunkt gesehen. Man nahm

Sympathektomien vor (Kümmell 1924). Weniger aggressiv war die **Diathermie**, bei der es nach Durchwärmung entsprechender Ganglien des Rückenmarks zur Besserung kommen sollte, was auch wiederholt bestätigt wurde (Leszczynski 1929, Modestov 1932, Kabacnik und Maskilleison 1932). Als Kombinationstherapie ist die Gabe von Atropin oder Pilokarpin in Verbindung mit Quarzlichtbestrahlungen zu sehen (Sellei 1931). Die Behandlung mit Atropin haben Wulf und Suhr (1950) noch einmal aufgegriffen. Da die Patienten „Vagotoniker" seien, war ein Parasympatholytikum indiziert. Atropin reduziert bekanntlich die Schweißsekretion, zusätzlich beobachteten die Autoren eine Juckreizlinderung.

Die Mykid-Theorie führte zur Entwicklung von **Vakzinen**, die auf einem speziellen oder mehreren Pilzen (sog. Mischvakzinen) basierten (Benedek und Greif 1930, Dósa 1941, Hewitt 1959). Nach Ansicht der Autoren konnte so eine Desensibilisierung vorgenommen werden (Halmy 1976).

6.2 Aktueller Stand

Die heutigen Therapiemöglichkeiten sind grundsätzlich identisch mit denen anderer Ekzeme. Eine entscheidende Erweiterung stellte die Einführung der **Corticoide** dar, die zum festen Bestandteil aller geltenden Behandlungskonzepte geworden sind. Bei schwereren Verläufen wird auf corticoidhaltige Pasten und Cremes nicht verzichtet. Die innerliche Corticoidgabe ist dagegen in der Regel nicht notwendig. Bei der Vorstellung von Prednison für die interne „Dyshidrosis"-Therapie wurde gemeint, diese Behandlung sei „. . . frei von den Nebenwirkungen des Hydrocortisons. . ." (Braun-Falco 1956). Diese Aussage ist aufgrund des heutigen Wissens um Nebenwirkungen der verschiedenen Corticoide nicht mehr zutreffend.

Als weitere Wirkstoffe für die äußerliche Anwendung stehen der **Harnstoff** vor allem wegen seiner hydratisierenden Wirkung und die **Salicylsäure** als Keratolytikum zur Verfügung. Kombinationen mit Corticoiden sind möglich und in Einzelfällen aufgrund synergistischer Effekte sinnvoll (Wohlrab 1981).

Eine erhöhte Hydratation der Hornschicht kann auch durch wirkstofffreie Grundlagen erreicht werden (Süess 1983). Praktisch bewährt hat sich in diesem Zusammenhang, die Quellung der Hornschicht nach einem Bad dadurch länger zu „konservieren", daß direkt im Anschluß eine Emulsion aufgebracht wird (Tronnier 1984).

Als Zusatz zu Teilbädern sind **Gerbstoffe** erprobt (Endres und Kiessling 1983)

Die **Klimatherapie** ist den meisten Atopikern als hilfreich bekannt. Sie hat beim atopischen Palmoplantarekzem in 36% die Erscheinungsfreiheit und in 46% eine Besserung bewirkt (Düngemann und Borelli 1975).

Die **Psychotherapie** wurde schon früh empfohlen (English 1949) und wiederholt erfolgreich eingesetzt (Volmat et al. 1968). In den letzten Jahren entwickelten Amerikaner eine Form der Verhaltenstherapie, bei der die Patienten durch Biofeedback lernen, ihre Hautleitfähigkeit zu verändern, was wiederum den Hautzustand verbessert (Miller, Coger und Dymond 1974, Koldys und Meyer 1979, Miller und Coger 1979). Dieses Verfahren ist noch nicht etabliert.

Dagegen wird eine medikamentöse Beeinflussung psychovegetativer Abläufe bereits praktiziert (Braun-Falco, Plewig und Wolff 1984).

Bei Sensibilisierungen gegen Nickel wurden Erfolge durch eine **nickelarme Diät** erreicht (Kaaber, Veien und Tjell 1978). In einem Fall führte der Chelatbildner Disulfiran (Antabus®), zur Besserung (Menne und Kaaber 1978). Wir meinen, daß auch hierzu weitere Untersuchungen notwendig sind (vgl. Kapitel 1.5, 3.4 und 7). Nickel ist im Alltag kaum zu vermeiden (Katz und Samitz 1975). Der Einsatz von Disulfiran wird durch die Nebenwirkungen (Alkoholkarenz!) limitiert, es kann u.a. zur toxischen Hepatitis kommen (Christenzen 1982).

Zusammenfassend ist das derzeitige Therapiespektrum für schwerere Verläufe in den Praxen hauptsächlich auf die Corticosteroide begrenzt. Die Folgen der Dauertherapie sind hinlänglich bekannt. An den Händen ist vor allem eine Verdünnung der Haut durch Atrophie zu beobachten.

In dieser Situation erschien es uns sinnvoll, nach therapeutischen Ergänzungen bzw. Alternativen zu suchen.

6.3 Neue Ansätze

6.3.1 Halbseitenstudie mit lokaler Psoralen-Applikation und UVA-Bestrahlung (PUVA)

Die Photochemotherapie *PUVA* ist eine hochwirksame Form der Strahlentherapie, die sich vor allem bei der Psoriasis, aber z.B. auch in den frühen Stadien der Mycosis fungoides bewährt hat (Übersicht bei Weber 1978). Das Behandlungsprinzip basiert auf einer Steigerung der biologischen Wirkungen des UVA-Lichts durch eine vorausgehende Photosensibilisierung. Überwiegend werden die Psoralene oral verabreicht.

In den letzten Jahren wurden mit dieser oralen PUVA-Therapie zudem Erfolge bei der atopischen Dermatitis erzielt (Morison, Parrish und Fitzpatrick 1978, Sannwald, Ortonne und Thivolet 1979). Die Behandlung palmoplantarer Dermatosen war ebenfalls möglich (Morison, Parrish und Fitzpatrick 1978).

Im Jahre 1981 haben Le Vine, Parrish und Fitzpatrick bereits über die erfolgreiche *orale* PUVA-Therapie von 7 Patienten mit *dyshidrotischem* Ekzem berichtet. Da die Anwendung der oralen Photochemotherapie zum einen eine systemische Belastung verursacht und zum anderen einen konsequenten Lichtschutz (Augen!) erfordert, haben wir untersucht, ob die PUVA-Therapie auch nach lokaler Photosensibilisierung beim atopischen Palmarekzem effektiv ist.

6.3.1.1 Material und Methoden

In die Studie sind seit Januar 1984 10 Frauen aufgenommen worden. Die **Aufklärung** der Patientinnen umfaßte drei Themenbereiche.
1. Die bekannten Nebenwirkungen und Risiken der Therapie, insbesondere die Möglichkeiten phototoxischer Reaktionen und störender Pigmentierungen (Weber 1978).

2. Den Charakter einer klinischen Studie, bei der der Erfolg im Gegensatz
   zu bewährten Verfahren prinzipiell fraglich ist.
3. Das selbstverständliche Recht der Patienten, jederzeit und ohne Angaben
   von Gründen die Studie abbrechen zu können.

Die Aufklärung erfolgte mündlich und wurde individuell abgestimmt
(Schwanitz 1984b).

Die **Konzeption** als Halbseitenstudie ermöglicht eine objektive Kontrolle
unabhängig vom schubweisen Verlauf der Dermatose. Es wurde nach Abstimmung mit den Patientinnen entweder die rechte oder die linke Hand bestrahlt.
Während der Studie durften nur corticoidfreie Externa benutzt werden.

Die **Durchführung** geschah mit dem Teilbestrahlungsgerät PUVA 200 (Fa.
Waldmann, Villingen-Schwenningen), das mit 14 Sylvania-Strahlern des Typ
F8, T5/Bl USA zu je 8 Watt bestückt ist.

Mindestens 30 min vor der Bestrahlung wurde die UV-Lichtempfindlich-
keit der erkrankten Hautareale mit einer 0,15%igen Emulsion von 8-Methoxy-
psoralen (Meladinine®) erhöht. Das Auftragen der Emulsion erfolgte in jedem
Fall anfangs durch uns und nach entsprechender Übung später durch die Patienten selbst. Die Behandlung ist grundsätzlich 3mal pro Woche vorgesehen und
wird mit einer Dosis von 0,25 J/cm² begonnen. Die Steigerung der Strahlendosis
wird individuell in Abhängigkeit von Hauttyp und Krankheitsverlauf vorgenommen.

Der Befund wird vor, während und nach der Therapiestudie photodokumen-
tiert.

Erst nach völliger oder weitgehender Abheilung der Hautveränderungen
wird die kontralaterale Seite in die Therapie miteinbezogen.

6.3.1.2 Ergebnisse

Bei 8 Patientinnen wurde eine Abheilung des atopischen Palmarekzems der be-
strahlten Hand erreicht, während die Hautveränderungen der unbestrahlten Sei-

Tabelle 15. Verlauf der lokalen PUVA-Therapie

Patient	Alter (Jahre)	Krankheitsdauer (Jahre)	Gesamtdosis (J/cm²)	Behandlungsdauer (Wochen)	Rezidivfreiheit (Wochen)
1	40	24	36	10	9
2	26	5	6	5	6
3	40	1	9	9	21
4	48	1	33	7	6
5	27	7	10	Abbruch	–
6	33	4	18	6	16
7	19	4	35	4	18
8	26	6	25	7	?
9	35	3	0,5	Abbruch	–
10	27	2	18	8	?

te persistierten (Tabelle 15). 2 Patientinnen brachen die Studie aus persönlichen Gründen (zu hoher Zeitaufwand!) ab, die Patientin 5 zu einem Zeitpunkt, als sich eine Besserung schon eingestellt hatte, die Patientin 9 bereits nach der zweiten Bestrahlung.

Ein Nachlassen des Juckreizes empfanden die Patientinnen nach etwa 3–6 Wochen.

Nebenwirkungen traten in 2 Fällen (3 und 8) als phototoxische Reaktionen unter dem Bild von Verbrennungen 1.–2. Grades auf. Sie waren einmal technisch bedingt und das andere Mal durch ein unsachgemäßes Auftragen des Psoralens auch auf den Unterarm durch die Patientin verursacht. In beiden Fällen wurde die Therapie nach einer Pause bis zur Abheilung fortgesetzt.

Die Behandlungsdauer variierte zwischen 4 und 10 Wochen, die Gesamtdosis zwischen 6 und 36 J/cm². Die Dosisangaben wurden näherungsweise durch Interpolation ermittelt, da die Intensität der emittierten Strahlung während des Jahres 1984 von 0,25 J/cm² je min auf 0,16 J/cm² je min zurückging.

Rezidive wurden von 6 Patientinnen nach 6–21 Wochen bemerkt, von den beiden anderen liegt uns bisher keine entsprechende Mitteilung vor.

6.3.1.3 Diskussion

Der therapeutische Nutzen der lokalen PUVA-Therapie atopischer Palmarekzeme ist in den klinischen Bildern evident (Tafel 3 und 4, S. 24; 9–12, S. 107–108). Sie verdeutlichen aber auch die individuelle Schwankungsbreite. Die Patientin 1 zeigte erst nach 8 Wochen Therapie eine weitgehende Abheilung (Tafel 9–12, S. 107–108), während die Patientin 7 schon nach 4 Wochen eine so deutliche Befundverbesserung hatte, daß auf die Bestrahlung der 2. Hand übergegangen werden konnte (Tafel 3 und 4, S. 24). Die lokale PUVA-Therapie hat – im Gegensatz zu den Retinoiden (vgl. Kapitel 6.3.2) – den Vorteil, grundsätzlich für alle Patienten geeignet zu sein. Sie ist der oralen Therapie insofern überlegen, als bei der kleinflächigen Anwendung lästige Lichtschutzmaßnahmen wie Augen- und Gesichtsschutz weitgehend entfallen und eine systemische Belastung durch Psoralen vermieden wird (Abel, Goldberg und Farber 1980). Der Nachteil dieser Behandlungsform ist im hohen zeitlichen Aufwand für Arzt und Patient zu sehen. Es sind kurzfristige Befundkontrollen notwendig, da phototoxische Effekte sonst häufiger auftreten können als bei der oralen PUVA-Therapie, die leichter zu steuern ist.

In Ergänzung zu den bereits vorliegenden Berichten über die erfolgreiche orale PUVA-Therapie der atopischen Dermatitis (Morison, Parrish und Fitzpatrick 1978) und des *dyshidrotischen* Ekzems (Le Vine, Parrish und Fitzpatrick 1981) stellt die hier vorgestellte lokale PUVA-Therapie eine neue Behandlungsmöglichkeit dar. Diese Aussage kann trotz der niedrigen Patientenzahl getroffen werden aufgrund der eindeutigen methodischen Kontrollmöglichkeiten der Halbseitenstudie, die bereits Le Vine, Parrish und Fitzpatrick in ihrem Kollektiv von 7 Patienten genutzt haben.

Der Therapieerfolg ist vermutlich durch mehrere Effekte von PUVA zu erklären. Auf zwei Gesichtspunkte sei gezielt hingewiesen.

1. Die Verdickung der Hornschicht bis zum 4fachen kann für eine erhöhte Verträglichkeit von Irritantien verantwortlich sein.

Das Phänomen einer geringeren Empfindlichkeit gegenüber Irritantien nach PUVA-Therapie ist bekannt (Thorvaldsen und Volden 1980, Roelandts 1984, Frosch 1985).

Auf der anderen Seite hat Frosch (1985) auf den Zusammenhang zwischen einer erhöhten Empfindlichkeit sowohl gegenüber Licht als auch gegenüber Irritantien hingewiesen.

Inwieweit sich beim atopischen Palmarekzem die Struktur der Hornschicht nach PUVA-Therapie ändert, ist offen und soll Gegenstand weiterer Untersuchungen sein. In diesem Zusammenhang ist zudem interessant, wie sich Hornschichtfeuchtigkeit und Feuchtigkeitsabgabe verändern.

2. Nach der PUVA-Therapie wurde eine Verringerung von Entzündungsmediatoren wie Histamin bei der Urticaria pigmentosa festgestellt (Kolde, Frosch und Czarnetzki 1983). Daneben ist bekannt, daß es als PUVA-Folge zur Abschwächung kontaktallergischer Reaktionen kommt (Stüttgen 1977, Thorvaldsen und Volden 1980, Roelandts 1984).

Wir haben beim atopischen Palmoplantarekzem sowohl Entzündungsmediatoren als auch verschiedene Sensibilisierungen nachgewiesen (vgl. Kapitel 3.4 und 3.5). Damit sind Voraussetzungen für die Annahme gegeben, daß PUVA bei dieser Dermatose entzündlich-immunologische Vorgänge supprimiert.

6.3.2 Etretinat-Doppelblindstudie

Die synthetischen Retinoide sind Derivate des Vitamin A, die in den letzten Jahren eine zunehmende Bedeutung für die interne Therapie von Dermatosen erlangt haben (Übersicht bei Bauer und Gollnick 1984). Als erste Substanz dieser Gruppe wurde in der BRD das aromatische Retinoid *Etretinat* 1982 durch das Bundesgesundheitsamt in Berlin unter dem Handelsnamen Tigason® registriert. 1984 folgte die 13-cis-Retinsäure als Roaccutan®.

Etretinat wird überwiegend bei schweren Formen der Psoriasis angewandt, insbesondere erythrodermischen und pustulösen, daneben aber z.B. auch bei der Hyperkeratosis palmoplantaris und der Pustulosis palmoplantaris.

Über Erfolge bei 11 Patienten mit hyperkeratotisch-rhagadiformem Hand- und Fußekzem haben kürzlich Bäurle und Haneke berichtet. Dieselben Autoren haben zudem in einem Fall die Abheilung eines *dyshidrosiformen Handekzems* unter Etretinat beobachtet (Bäurle und Haneke 1984).

In unserer Klinik erfolgt der Einsatz von Etretinat in schweren, konventionell nicht ausreichend zu beherrschenden Einzelfällen atopischer Palmoplantarekzeme als offener Therapieversuch seit 1982. Hierbei wurden einzelne Besserungen beobachtet.

Um ein wissenschaftlich gesichertes Urteil über die Wirksamkeit des Medikamentes fällen zu können, wurde eine Doppelblindstudie konzipiert, die im folgenden vorgestellt wird.

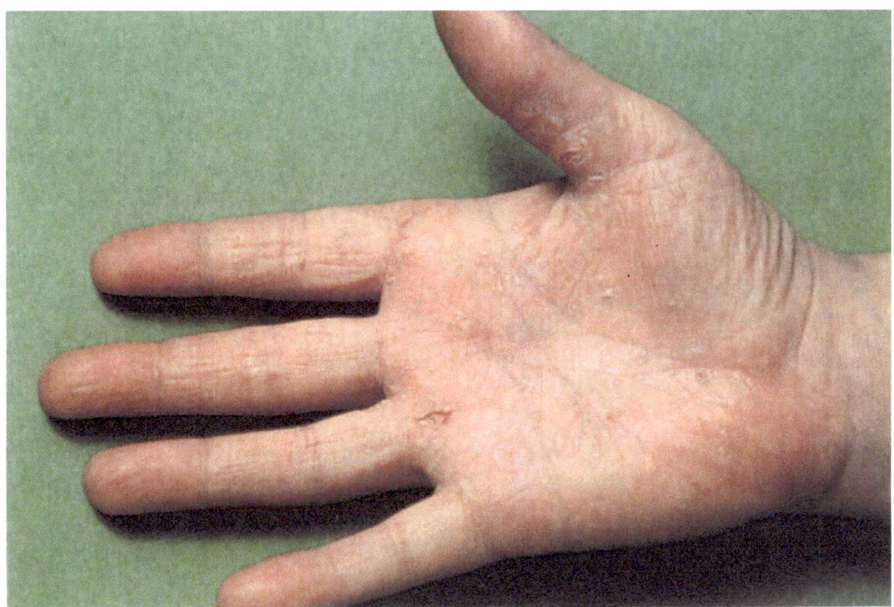

Tafel 9. Rechte Hand der Patientin 1 vor der lokalen PUVA-Therapie

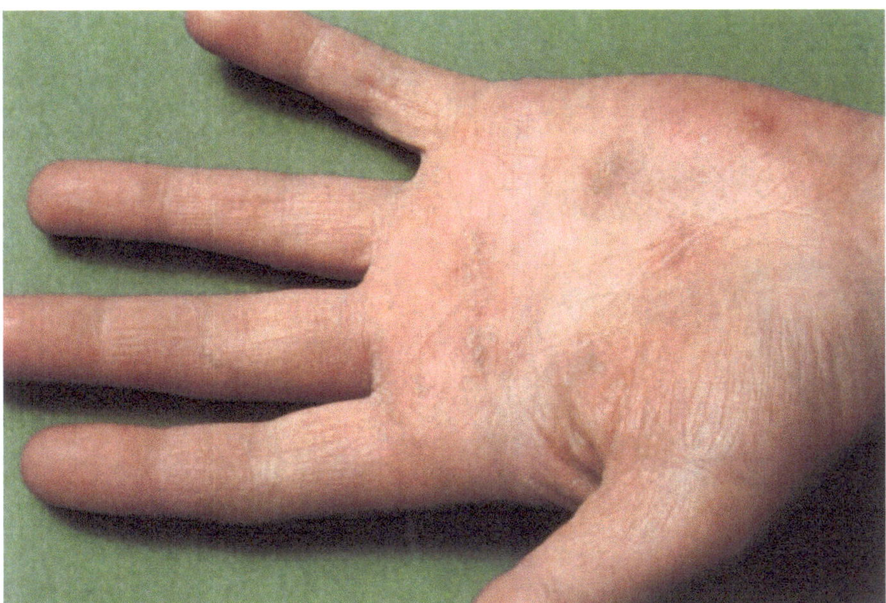

Tafel 10. Linke Hand der Patientin 1 vor der lokalen PUVA-Therapie

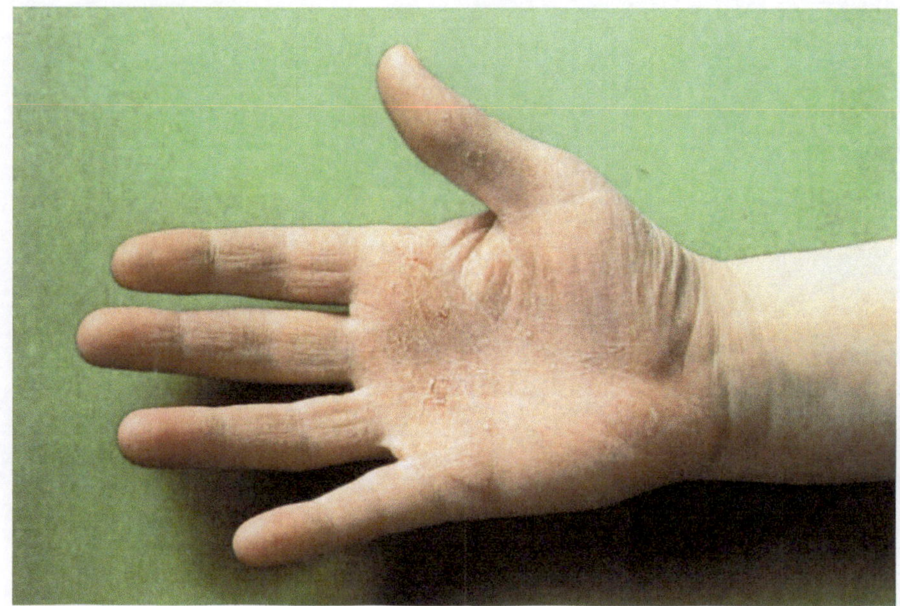

Tafel 11. Rechte unbestrahlte Hand 8 Wochen später

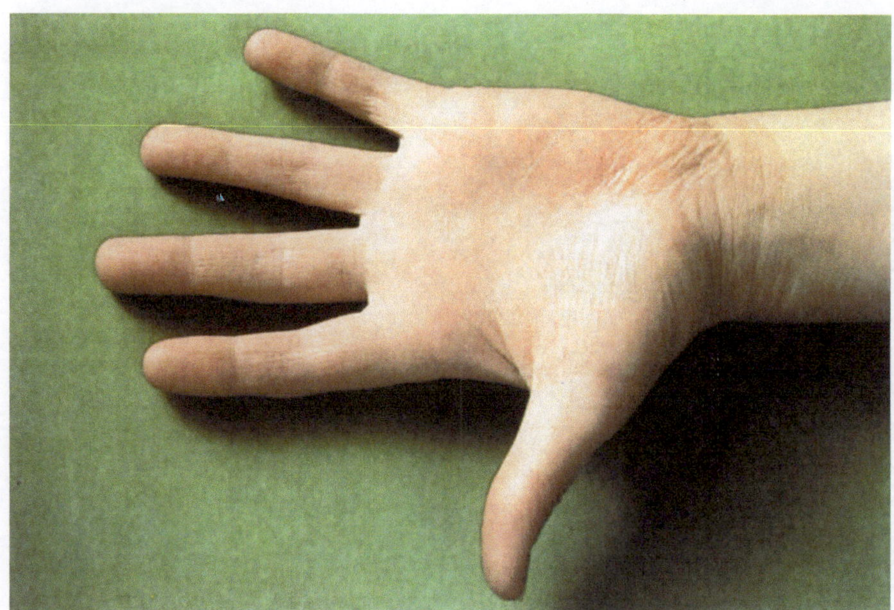

Tafel 12. Linke bestrahlte Hand 8 Wochen später

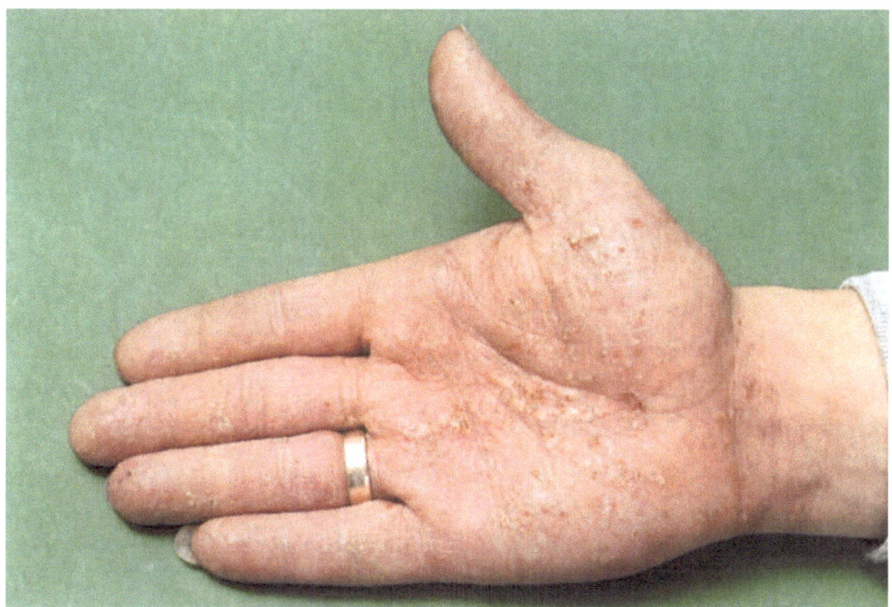

Tafel 13. Der Befund eines schweren atopischen Palmoplantarekzems vor der Etretinat-Therapie: Rechte Handinnenfläche

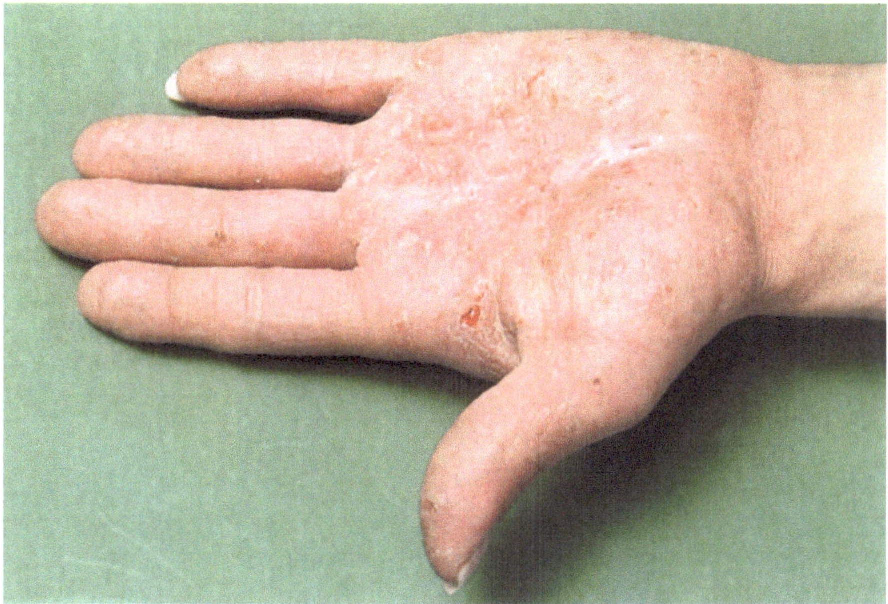

Tafel 14. Linke Handinnenfläche

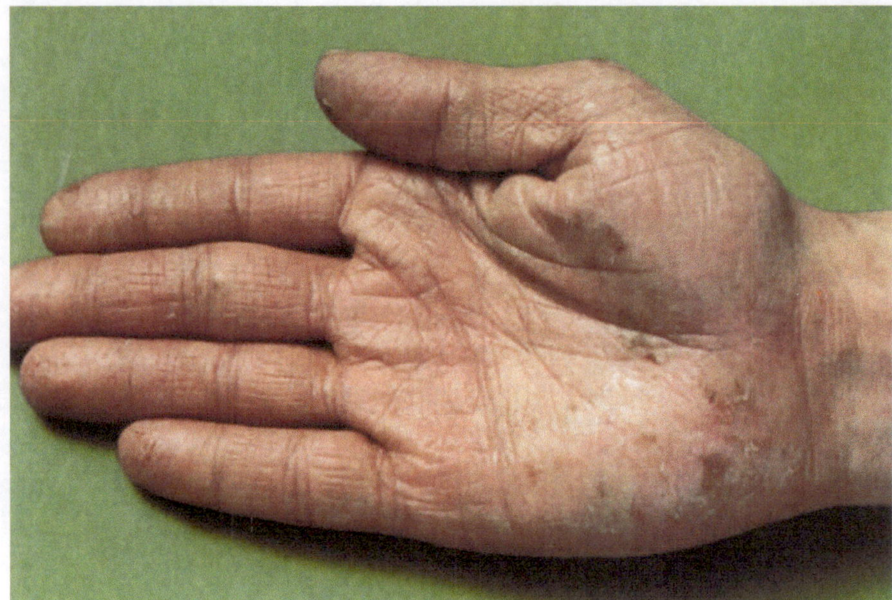

Tafel 15. Der Hautzustand nach Etretinat-Behandlung über 8 Wochen: Rechte Handinnenfläche

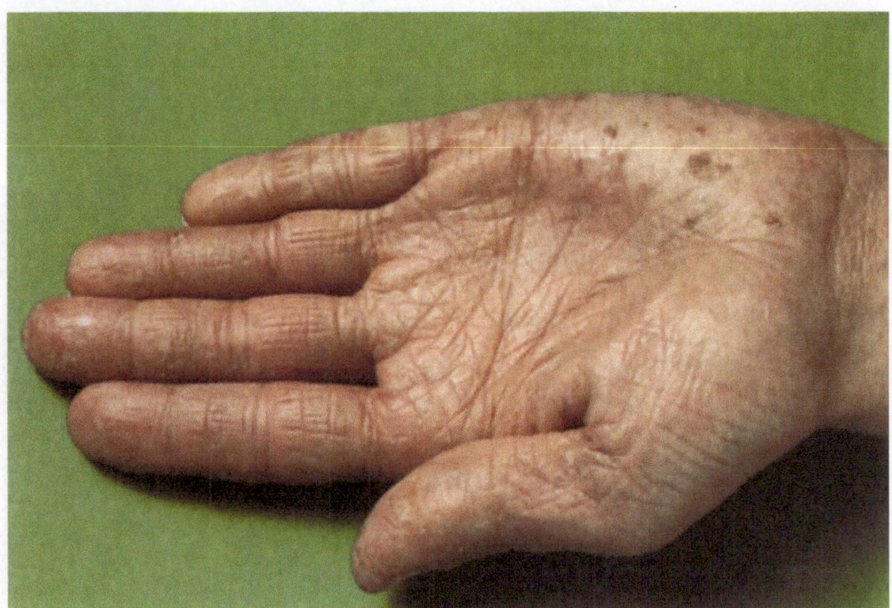

Tafel 16. Linke Handinnenfläche

6.3.2.1 Material und Methode

Als **Material** standen Etretinat-Kapseln von 10 mg und 25 mg sowie identische Placebokapseln zur Verfügung, die in einer Dosierung bis maximal 0,5 mg/kg Körpergewicht angewandt wurden.

Es wurden **20 Patienten** in die Studie aufgenommen, die zumindest seit einem halben Jahr erkrankt waren. Die Diagnose mußte vor Studienbeginn von zwei Dermatologen klinisch gestellt worden sein.

Ausschlußkriterien waren 1) ein gebärfähiges Alter, 2) eine systemische Corticoid- oder ACTH-Medikation im letzten Monat vor Studienbeginn oder 3) Nieren-, Leber- bzw. Fettstoffwechselstörungen.

Die Studie wurde in Übereinstimmung mit der Deklaration von Helsinki und entsprechend den Richtlinien des Bundesarzneimittelgesetzes durchgeführt.

Die **Aufklärung** der Patienten erfolgte durch den Autor und umfaßte

1. die bekannten Nebenwirkungen von Etretinat. Mit Abstand die größte Bedeutung hat die **Teratogenität.** Aus diesem Grund wurde es ethisch nicht für vertretbar erachtet, Frauen im gebärfähigen Alter in die klinische Studie aufzunehmen. Dieser Personenkreis war völlig ausgeschlossen. Darüber hinaus wurde jeder Teilnehmer besonders auf das Risiko der Teratogenität hingewiesen, um einen Mißbrauch im Kreis der Angehörigen und Bekannten auszuschließen.

2. das Prinzip der Doppelblindstudie, was auch die Möglichkeit der Einnahme von Placebo impliziert und

3. das Recht, jederzeit aus der Prüfung auszuscheiden.

Es erscheint sinnvoll, bei einer klinischen Prüfung dieser Art die Aufklärung zu dokumentieren und das Einverständnis schriftlich einzuholen (Schwanitz, Dickel und Macher 1985). So wurde in jedem Fall verfahren.

Die praktische **Durchführung** begann mit einer gründlichen klinischen Untersuchung des Patienten, die Anamnese wurde detailliert aufgenommen und der Schweregrad der Krankheit dokumentiert. Die Laboruntersuchungen umfaßten: BSG, Leukozyten, Hämoglobin, SGOT, SGPT, Kreatinin im Serum, Gesamt-Cholesterin im Serum, Triglyceride im Serum und Gesamt-Immunglobulin E. Diese Werte wurden vor Studienbeginn, nach 3 Wochen und am Studienende bestimmt.

Während der Dauer der Studie war äußerlich nur eine **corticoidfreie Therapie** erlaubt.

Die **Behandlungsdauer** betrug 7 Wochen. Die erste Woche diente als *Auswaschphase,* in der noch keine orale Medikation erfolgt. Kontrolluntersuchungen wurden nach der 1., 3., 5. und 7. Studienwoche vorgenommen.

Die **Beurteilung** führten Arzt und Patient anläßlich der Kontrolluntersuchungen durch. Der Arzt dokumentierte den Hautzustand bezüglich der klinischen Merkmale Bläschen, Rötung und Schuppung anhand einer 4-Punkte-Skala mit   0 = nichts,

           1 = gering,
           2 = erheblich und
           3 = stark.

Die Definition der Ausprägungsgrade erfolgte bereits in Kapitel 2.5.

Die Patienten bewerteten subjektiv ihren Juckreiz mit Hilfe einer 5-Punkte-Skala als 1 = sehr viel schlechter,
2 = schlechter,
3 = unverändert,
4 = besser,
5 = sehr viel besser.

In gleicher Weise erfolgte eine allgemeine Bewertung des Krankheitsverlaufs durch Arzt und Patient.

Die Patienten wurden zu jedem Termin auf Nebenwirkungen hin untersucht und befragt. Das Ergebnis wurde dokumentiert.

Für den Fall, daß erhebliche ungünstige oder unerwartete Wirkungen auftraten, war der Studienabbruch vorgesehen. Der Arzt konnte dann das entsprechende Patientenkuvert öffnen und so den Doppelblindschlüssel „brechen".

Ein Patient wurde auch immer dann aus dem Versuch genommen, wenn er das Medikament nicht regelmäßig einnahm, zu den Untersuchungsterminen nicht erschien oder sich seine Erkrankung so verschlechterte, daß z.B. eine Corticoidtherapie notwendig wurde.

Die **statistische Auswertung** erfolgte durch den Chi-Quadrat-Test und den Mann-Whitney-U-Test, der nach Maurer (1983) modifiziert wurde. Das letztere Testverfahren berücksichtigt nicht nur die Differenzen zwischen Vor- und Nachwerten, sondern auch die Vor- und Nachwerte selbst. Hieraus folgt, bezogen auf die Befundangabe zu Effloreszenzen, daß eine Veränderung von 3 nach 2 (von stark nach erheblich) nicht gleich einer Veränderung von 1 nach 0 (von gering nach nichts) angesehen wird. Es werden unterschiedliche Ausgangslagen ebenso wie eine wahrscheinlich größere Verbesserung bei schlechterer Ausgangslage berücksichtigt. Unter der Annahme, daß Etretinat bei der geprüften Indikation eine stärkere Verbesserung als Placebo bewirkt, wurde einseitig auf dem 5%-Niveau getestet. Eine Bonferroni-Korrektur wurde nicht vorgenommen.

6.3.2.2 Ergebnisse

Die 20 Teilnehmer sind zwischen 20 und 63 Jahre alt. Unter ihnen befinden sich zwei Frauen mit 52 und 63 Jahren. Auch bei der jüngeren liegt das Klimakterium über 6 Jahre zurück.

Bei 3 Patienten wurde die Studie vorzeitig abgebrochen. Einmal beendete der Patient selbst die Therapie auf Anraten seines Hausarztes, im zweiten Fall waren die Triglyceride zu Studienbeginn stark erhöht, und bei dem dritten Patienten wurden 3 Wochen nach Studienbeginn Corticoide angewandt.

Von den 17 Patienten, die die Studie abgeschlossen haben, haben 7 Etretinat und 10 Placebo erhalten. Erhebliche Nebenwirkungen wurden bei der angegebenen Dosierung nicht registriert.

Der Verlauf der Ausprägung der klinischen Merkmale während der Studie wurde so ermittelt, daß getrennt für die Retinoid- und die Placebo-Gruppe jeweils die arithmetischen Mittelwerte der Grade von Bläschen, Rötung, Schuppung bzw. Juckreiz errechnet wurden (Abb. 49–52).

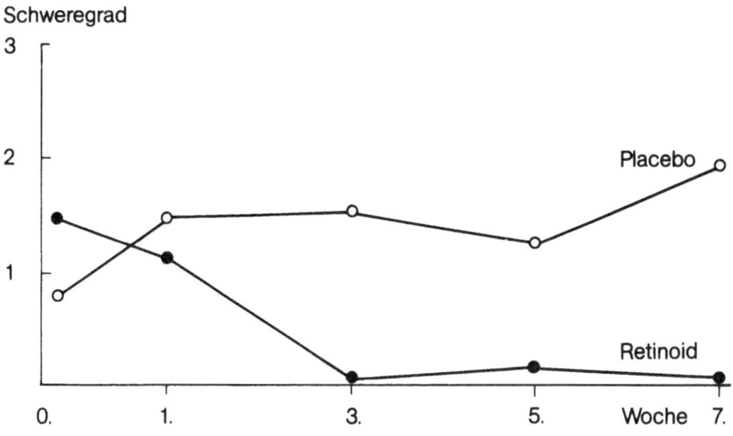

Abb. 49. Schweregrad der Bläschen

In allen Merkmalen zeigt sich nach der 7. Woche ein günstigerer Verlauf für die Retinoid-Gruppe. Dieser Trend ist bezüglich der Bläschen schon in der 3. Woche eindeutig zu erkennen (Abb. 49). Die Rötung beginnt dagegen erst am Ende der 5. Woche abzunehmen (Abb. 50), die Schuppung noch später, so daß hier erst zum Abschluß der Studie auffällige Differenzen sichtbar werden (Abb. 51).

Interessant ist die Entwicklung des Juckreizes, der in beiden Gruppen in der ersten Woche zunimmt und nach dem Therapiebeginn wieder in beiden Kollektiven zurückgeht. In der 3. Behandlungswoche wird dann ein entgegengesetzter Verlauf offensichtlich. Während der Juckreiz der Retinoid-Gruppe weiter abnimmt, kommt es in der Placebo-Gruppe zur Verschlimmerung (Abb. 52).

Die Ergebnisse der statistischen Auswertung sind in den Tabellen 16 und 17 wiedergegeben. Im Chi-Quadrat-Test ergeben sich signifikante bzw. hoch signi-

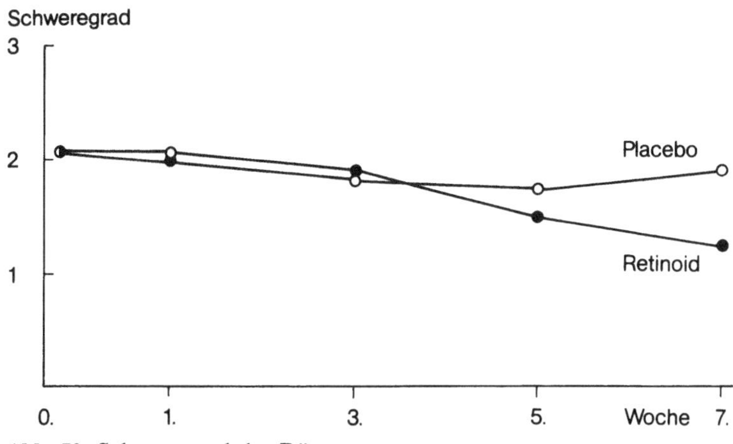

Abb. 50. Schweregrad der Rötung

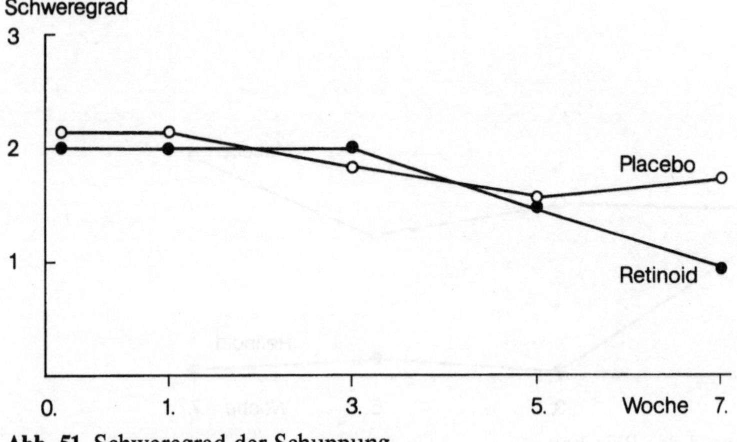

Abb. 51. Schweregrad der Schuppung

fikante Unterschiede zugunsten des mit Etretinat behandelten Kollektivs für die Merkmale *Bläschen* (p < 0,05) und *Juckreiz* (p < 0,01) Für die *Rötung* und *Schuppung* wird eine Signifikanz verfehlt. Im Mann-Whitney-U-Test sind die Unterschiede für alle 4 Merkmale signifikant oder hoch signifikant.

6.3.2.3 Diskussion

Es wurde ein günstigerer Verlauf des atopischen Palmoplantarekzems unter Etretinat-Therapie registriert. Das aromatische Retinoid scheint die Krankheitsschübe in ihrer Intensität abzuschwächen und in ihrem Verlauf zu verkürzen.

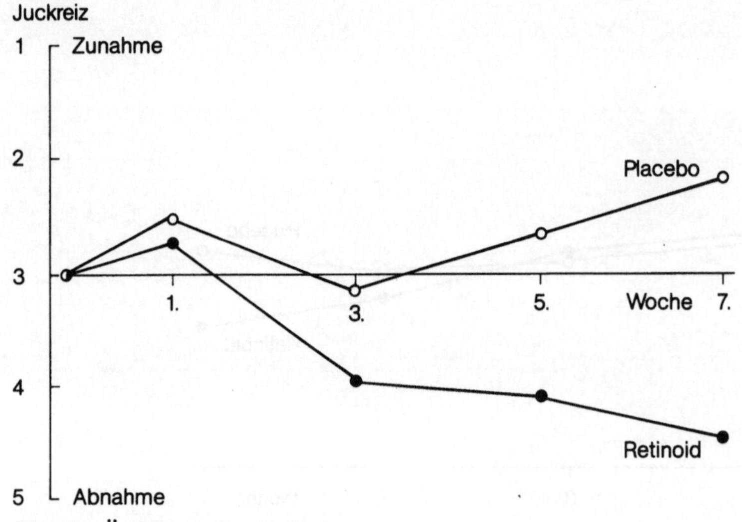

Abb. 52. Änderung des Juckreizes

Tabelle 16. Chi-Quadrat-Test-Ergebnisse

		Verum +	0	−	Placebo +	0	−	Chi-Quadrat 2 FG	p-Wert
Bläschen	effektiv	6	1	0	2	2	6	$\chi^2 = 8{,}1$	$< 0{,}05$
	zu erwarten	3,3	1,2	2,5	4,7	1,8	3,5		
Rötung	effektiv	6	1	0	4	2	4	$\chi^2 = 4{,}4$	−
	zu erwarten	4,1	1,2	1,6	5,9	1,8	2,3		
Schuppung	effektiv	6	1	0	6	1	3	$\chi^2 = 2{,}7$	−
	zu erwarten	4,95	0,8	1,25	7,1	1,2	1,7		
Juckreiz	effektiv	7	0	0	2	2	6	$\chi^2 = 10{,}6$	$< 0{,}01$
	zu erwarten	3,7	0,8	2,5	5,3	1,2	3,5		

+ Besserung   *FG* Freiheitsgrade
0 Unverändert
− Verschlechterung

Tabelle 17. Mann-Whitney-U-Test-Ergebnisse

Merkmal	U-Wert	p-Wert (nach Tabelle zwischen)
Bläschen	− 2,3762	0,009 −0,0085
Rötung	− 2,28	0,015 −0,01
Schuppung	− 1,976	0,025 −0,02
Juckreiz	− 2,9168	0,0018−0,0017

Dieser Eindruck wird durch die Erfahrungen im offenen Therapieeinsatz bestätigt (Tafel 13–16, S. 109–110).

Daß sich die Bläschen vor der Rötung und Schuppung zurückbilden, war nach dem in Kapitel 2.5 vorgestellten Verlaufsmodell zu erwarten (Abb. 11).

Es kommt jedoch – im Gegensatz zur lokalen PUVA-Therapie – nicht zur völligen Abheilung der Hautveränderungen in den 6 Wochen der Etretinat-Anwendung.

Nach den Erfahrungen im offenen Therapieeinsatz ist auch durch längere Anwendung keine erhebliche weitere Besserung zu erwarten. 2 Patienten behandeln wir durchgehend seit über einem Jahr mit Etretinat in einer Dosierung von 0,2–0,3 mg/kg Körpergewicht, ohne daß die Befundänderung wesentlich deutlicher geworden ist, als die Vergleichsaufnahmen dies wiedergeben (vgl. Tafel 13–14, S. 109 und 15–16, S. 110).

Es wurden bereits bei nur 17 Patienten bezüglich der klinischen Merkmale statistisch signifikante Unterschiede zwischen der Etretinat- und der Placebo-Gruppe gefunden. Dennoch halten wir weitere Studien für sinnvoll, weil die Patientenzahl gering war und die drei Studienabbrüche in der Etretinat-Gruppe erfolgten.

Zur Konzeption der Studie sei kritisch angemerkt, daß mit so hochwirksamen Medikamenten wie den Retinoiden nur bedingt ein echter Doppelblindversuch möglich ist. Über 80% der Patienten bekommen als Nebenwirkung des Etretinats trockene Lippen, was dem Untersucher nicht verborgen bleibt.

Die Wirkungen des Etretinats im Pathomechanismus des atopischen Palmoplantarekzems sind unbekannt. Retinoide bewirken wahrscheinlich nur sekundär eine Reduktion von Entzündungsmediatoren wie LTB_4 (Bray 1984, Ruzicka 1985; vgl. Kapitel 3.5).

Immerhin läßt sich so auch die Abnahme des Juckreizes im Laufe der Therapie verstehen.

Wenn man die Untersuchung beim hyperkeratotisch-rhagadiformen Hand- und Fußekzem mitberücksichtigt, so scheinen die aromatischen Retinoide bei verschiedenen Arten palmoplantarer Ekzeme wirksam zu sein (Bäurle und Haneke 1984).

Die genannte und die selbst durchgeführte Untersuchung können als Pilotstudien bewertet werden. Sie rechtfertigen die weitere klinische Erprobung der Retinoide auch bei diesen Dermatosen, wobei grundsätzliche Einschränkungen hauptsächlich durch die Teratogenität vorgegeben sind.

Auf die Möglichkeit synergistischer Effekte von PUVA und Etretinat beim atopischen Palmoplantarekzem sei abschließend hingewiesen. Für die Psoriasis pustulosa beispielsweise wurden entsprechende Wirkungen schon nachgewiesen (Lawrence et al. 1983). Ob die Kombinationstherapie in der Lage ist, potentielle kanzerogene Folgen von PUVA zu verhindern, ist dagegen heute noch nicht abzusehen (Roelandts 1984).

Die beiden Ansätze zu neuen Therapiemöglichkeiten, die in diesem Kapitel vorgestellt wurden, müssen sich im klinischen Einsatz weiter bewähren. Sie können zu Alternativen bzw. Ergänzungen der bisherigen Behandlung des atopischen Palmoplantarekzems werden.

Unabhängig hiervon ist die therapeutische Erforschung des atopischen Palmoplantarekzems grundsätzlich so lange nicht abgeschlossen, wie keine kausale Therapie existiert.

7 Ausblick

Die klinische Medizin ist eine Handlungswissenschaft. Sie entwickelt Hypothesen aus der praktischen Erfahrung und kann aufgrund veränderter theoretischer Beziehungen neue Prognosen stellen. Die Überprüfung erfolgt empirisch durch Falsifikation und Verifikation (Schwanitz 1983, Schwanitz und Oeser 1983). Dieser sich formal immer wiederholende Prozeß der Erkenntnisgewinnung kommt prinzipiell nicht zu einem Ende.

So gesehen kann der Schluß dieser Arbeit auch nur eine Einleitung zu weiteren Studien sein. Einige Gesichtspunkte, die während oder nach den vorliegenden Untersuchungen auftauchten, werden im folgenden grob skizziert.

Die **Klassifikation palmoplantarer Dermatosen** kann nach der Einführung des atopischen Palmoplantarekzems vereinfacht werden. Da sich außerdem immer mehr Anhaltspunkte dafür ergeben, daß die Pustulosis palmoplantaris eine Variante der Psoriasis ist (Hornstein: mündliche Mitteilung 1984), zeichnet sich für ein bisher – insbesondere für Außenstehende – eher diffuses Teilgebiet der Dermatologie eine zunehmende pathogenetische Verständlichkeit ab.

Der **Ekzembegriff** ist umstritten (Calnan 1968). Es wird kritisiert, der Begriff sei unscharf definiert (Ackerman und Ragaz 1982). Anhänger des *Ekzems* halten im Gegenzug den alternativen histologischen Terminus *Dermatitis* für unzureichend, weil er die verschiedenen klinischen Formen nicht hinreichend erfasse (Koscard 1982). Das *atopische Palmoplantarekzem* könnte zur Stützung des letzten Standpunktes herangezogen werden, da es in seiner akuten vesikulösen Phase zunächst nicht als *Dermatitis* imponiert. Andererseits ist die Kritik an der uneinheitlichen Definition des *Ekzems* u.E. durchaus berechtigt (Ackerman 1982). Die von Hebra und Kaposi tradierte Tautologie, ein Ekzem sei, was wie ein Ekzem aussehe, ist ohne Zweifel nur als Problemstellung und nicht als Problemlösung zu verstehen (Koscard 1982).

Die psychosozialen Folgen atopischer Palmarekzeme wurden auf die elementaren **Funktionen der Hand** als *Werkzeug* und *Kommunikationsorgan* reduziert. Dieser Ansatz läßt sich auf alle palmaren Dermatosen übertragen.

Zur **funktionellen Charakterisierung** atopischer Palmoplantarekzeme reichen unsere experimentellen Untersuchungen nicht aus. In weiteren Studien, die zum Teil auch Aufschlüsse für die atopische Dermatitis erwarten lassen, können zusätzliche Tests und Methoden eingesetzt werden:

1. Die thermometrischen Untersuchungen können durch die **Thermographie** ergänzt werden, die es erlaubt, großflächige Veränderungen der Hauttemperatur darzustellen (Stüttgen und Flesch 1984). Hierdurch kann eine Antwort auf die Fragen erwartet werden, ob die akralen Temperaturen beim atopischen Palmo-

plantarekzem erniedrigt sind und insbesondere, ob ein stärkeres Temperaturgefälle von den palmaren und plantaren Mittelpunkten zu den Endphalangen hin
besteht.

Durch experimentelle Temperaturänderungen kann versucht werden, z.B.
paradoxe Reaktionen beim atopischen Palmoplantarekzem zu provozieren.

Des weiteren ist zu überprüfen, ob eine (diskrete) Temperatursymmetrie
auch bei anderen (Patienten-) Kollektiven nachweisbar ist.

Unabhängig hiervon ist offen, inwiefern eine Abhängigkeit der Bläschenbildung von der Außentemperatur besteht. Haneke (1984) hat auf diesen Zusammenhang am Beispiel der Epidermolysis bullosa simplex (Weber-Cockayne)
aufmerksam gemacht, bei der es nur im Sommer zur Blasenbildung kommt, was
bei Temperaturen unter 14 °C nicht möglich ist.

2. Die **Hornschichtfeuchtigkeit** kann durch andere Meßverfahren, die z.B. auf
der Resonanzfrequenzmessung oder der Kondensatormethode basieren, wiederholt bestimmt werden (Tronnier 1980, Gloor 1982). Wir vermuten, daß sich
Differenzen zu unseren Ergebnissen mit dem Hygroton ergeben werden, da dieses Gerät wahrscheinlich nur die oberflächliche Hornschichtfeuchtigkeit mißt.

Die oberflächliche Hornschichtfeuchtigkeit wird aber wiederum durch die
Messung des Reibungswiderstandes erfaßt (Tronnier 1980). Hier besteht somit
eine weitere Vergleichsmöglichkeit.

3. Die Frage, ob Patienten mit atopischem Palmoplantarekzem zur **funktionellen Hyperhidrose** in loco generell befähigt sind, kann entschieden werden
durch entsprechende vergleichende Feuchtigkeitsmessungen bei Patienten und
Kontrollpersonen nach identischem cholinergen Stimulus. Wir wissen, daß die
Hyperhidrose und die Bildung von Bläschen beim atopischen Palmoplantarekzem **primär** auf unterschiedlichen Pathomechanismen beruhen (Calnan 1968,
vgl. Kapitel 1.7 und 1.8.2). Dowling vermutete schon 1932, der Schweiß selbst wir-
ke beim atopischen Palmoplantarekzem wie ein Irritans. Beobachtungen in dieser Richtung hat Stüttgen 1977 für die atopische Dermatitis mitgeteilt. Bei der
Verfolgung dieses Gedankens läßt sich spekulativ eine **sekundäre** Beziehung von
Hyperhidrose und atopischem Palmoplantarekzem konstruieren.

Zusätzlich erklärt sich so die Lokalisation des *Ekzema flexuarum*. Die Ellen-
beugen sind die Körperregion mit den meisten Schweißdrüsen (Stüttgen und
Schäfer 1974).

In diesem Zusammenhang ist auch zu berücksichtigen, daß die Barrierefunktion der Hornschicht zwar in Grenzen mit höherer Hydratation zunimmt, daß
aber eine exzessive Hydratation den gegenläufigen Effekt einer Schwächung der
Hornschichtbarriere hat (Tronnier 1981, Frosch 1985).

4. Eine nähere Bestimmung der **Hautempfindlichkeit** beim atopischen Palmoplantarekzem erfordert zusätzlich zu unserer Messung des transepidermalen
Wasserverlustes die Anwendung weiterer Methoden. Die Messung der Horn-
schichtdicke kann prinzipiell wie beim Corticoid-Hornschicht-Test erfolgen
(Wendt und Frosch 1982).

Für die Bestimmung des Vermögens zur Alkalineutralisation bieten sich ein
von Tronnier modifiziertes Verfahren und die potentiometrische Titration an
(Tronnier 1966, 1981). Weitere Aufschlüsse sind durch die verschiedenen von
Frosch (1985) angegebenen Funktionsproben zu erwarten. Hier sei nur auf den

DMSO-Test und den Ammoniak-Blasentest, evtl. ergänzt durch einzelne Kammertests (z.B. mit Crotonöl) hingewiesen.

Als letzte Methode soll noch die Bestimmung der Lichtempfindlichkeit erwähnt werden, die methodisch weniger aufwendig ist und mit den genannten Funktionstests korreliert, so daß aus einer hohen Lichtempfindlichkeit auf eine empfindliche Haut geschlossen werden kann (Frosch 1985).

Die angegebenen Möglichkeiten für in-vivo-Tests sind nicht allein theoretisch interessant, weil sie durch den Vergleich von atopischem Palmoplantarekzem und atopischer Dermatitis eine Überprüfung unseres Konzeptes erlauben; sie gestatten darüber hinaus eine begründete Beratung der Patienten hinsichtlich der Berufswahl, Prophylaxe (z.B. Meiden hautbelastender Tätigkeiten) oder auch Freizeitgestaltung (z.B. Lichtschutz bei hoher Empfindlichkeit).

Der **Allergologie** stellen sich bezüglich des atopischen Palmoplantarekzems und der atopischen Dermatitits vor allem folgende Fragen:

1. Welche Relevanz haben die nachgewiesenen Sensibilisierungen für den Krankheitsverlauf?

Wir konnten für die Mehle keine praktische Bedeutung finden. Zudem hat dieses Beispiel demonstriert, wie schwierig die Bewertung positiver Intrakutantestreaktionen gerade bei Atopikern ist. Für weitere Studien schlagen wir vor, fragliche native Allergene zur Verifikation routinemäßig auch im Reibtest zu exponieren.

2. Warum haben die Patienten vermehrt Sensibilisierungen gegen Metallsalze?

Auch hier muß grundsätzlich die Möglichkeit falsch-positiver Reaktionen gesehen werden, weil die normalerweise tolerierten Testkonzentrationen für die empfindliche Haut schon toxisch sein können (Breit 1981).

Nickel und Chromat sind praktisch ubiquitär verbreitet. Ein völliges Meiden ist unmöglich, wenn man bedenkt, daß z.B. Schweiß oder Detergentien in der Lage sind, Nickel aus Edelstahlgeschirr freizusetzen, oder daß Tabak Chrom enthält usw. (Kuschinsky und Lüllmann 1974, Katz und Samitz 1975).

Eine Möglichkeit zur Beantwortung der obigen Fragen sehen wir in der verbesserten Penetration der Nickel- und Chromationen durch die atopische Haut. Diese Hypothese stützt sich auf die bei Atopikern reduzierte Barrierefunktion.

Abgesehen davon wurden für Chromationen interindividuelle Unterschiede in der Resorption gefunden, die möglicherweise eine Stoffwechseleigenschaft widerspiegeln (Tronnier et al. 1983).

3. Können bei der endogenen Provokation atopischer Palmoplantarekzeme neben der Typ-IV-Reaktion nach Coombs und Gell weitere involviert sein?

Sensibilisierte Atopiker haben wiederholt Zusammenhänge zwischen der Verschlechterung des Hautzustandes und z.B. einem verstärkten Pollenflug hergestellt. Wenn es sich hierbei um allergische Reaktionen handelt, so sollte man meinen, es seien solche vom Soforttyp.

Es zeichnet sich aber zunehmend ab, daß wir unsere Vorstellungen in diesen Bereichen werden ändern müssen. So konnte bei Atopikern mit inhalativen (Typ I-) Allergenen im Epikutantest eine ekzematöse Reaktion erzeugt werden (Raitamo et al. 1985).

Offen bleibt, ob es sich hierbei primär um eine irritative oder allergische Genese gehandelt hat.

Wenn man aber die atopische Dermatitis als Spättypreaktion auf inhalative Allergene interpretieren will, so bleibt die Rolle des IgE im Pathomechanismus unklar. Es gibt Hinweise für die Präsenz von IgE in der Epidermis von Patienten mit atopischer Dermatitis (Bruynzeel-Koomen et al. 1985).

Die endogen ausgelösten Ekzemschübe bei Metallsensibilisierten gelten bisher stets als allein zellvermittelt (Klaschka 1982). Klaschka hat allerdings selbst eine tierexperimentelle Studie erwähnt, in der bei endogener Provokation chromatsensibilisierter Meerschweinchen auch Reaktionen vom Soforttyp beobachtet wurden (Polak und Turk 1968).

Das Verständnis des allergologischen Pathomechanismus der atopischen Dermatitis wie des atopischen Palmoplantarekzems erfordert u. E. die Berücksichtigung sowohl der Typ-I- als auch Typ-IV-Reaktionen und vermutlich auch deren Kombination.

Wir versprechen uns einen Aufschluß zu den obigen Fragen u.a. durch eine prospektive Langzeitstudie, in der Atopiker mit und ohne Metallsalzsensibilisierungen getrennt hinsichtlich des Verlaufs und akuter Exazerbationen beobachtet werden. Zudem sollen die Metalle bei klinischem Verdacht auch im Prick-Test geprüft werden.

Ein auffälliger empirischer Befund waren die vielen **Raucher** unter unseren Patienten. Rauchen stellt nach neueren Studien einen Risikofaktor für ein erhöhtes Serum-IgE dar (Björksten 1984). Diese Erkenntnis verdient es, auf ihre klinische Relevanz geprüft zu werden.

Für die **Therapie** atopischer Palmoplantarekzeme zeichnen sich mit der Etretinat- und der lokalen PUVA-Therapie wirksame Alternativen bzw. Ergänzungen ab. Hierzu sind ebenfalls weitere Studien notwendig, um zum einen die klinische Anwendung zu optimieren und zum anderen den Wirkmechanismus aufzuklären (vgl. Kapitel 6.2 und 6.3). Eine Weiterentwicklung könnte zum einen die kombinierte Re-PUVA-Therapie sein. Auf der anderen Seite erproben wir zur Zeit den Hauptmetaboliten des Etretinats, die freie Carbonsäure (Ro 10-1670), in einer klinischen Studie und versuchen die Phototherapie mit dem Aqua-SUP-Gerät, wobei die lokale Applikation von Psoralen und damit das PUVA-Langzeitrisiko entfallen.

Eine weitere, allerdings hypothetische Möglichkeit stellt die Entwicklung von Antagonisten zu den chemotaktischen Lipoxygenaseprodukten dar, deren Einsatz bei der atopischen Dermatitis und dem atopischen Palmoplantarekzem sinnvoll sein könnte.

Literaturverzeichnis*

Abel EA, Goldberg LH, Farber EM (1980) Treatment of palmoplantar psoriasis with topical methoxsalen plus long-wave ultraviolet light. AMA Arch Dermatol 116: 1257–1261

Ackerman AB (1982) Reply to the comments by E. Koscard. Arch Dermatol Res 274: 389

Ackerman AB, Ragaz A (1982) A plea to expunge the word "exzema" from the lexicon of dermatology and dermatopathology. Arch Dermatol Res 272: 407–420

Agathos M, Bernecker HA (1982) Handdermatitis bei medizinischem Personal. Dermatosen 30: 43–47

Agrub G (1969) Hand eczema and other hand dermatoses in south sweden. Acta Derm Venereol 49 [Suppl 61]: 1–91

Alexander A (1926)* Dyshidrosis sicca lamellosa (Sommerschuppung). Tagung der Berliner Dermatologischen Gesellschaft am 23.11.1926

Alexander A (1927) Über die durch den Kaufmann-Wolffschen Pilz hervorgerufenen Hauterkrankungen der Hände und Füße mit besonderer Berücksichtigung der Dyshidrosis sicca lamellosa. Med Klin 23: 275–278

Alexander A (1927) Zur Histologie und Pathogenese der echten (amykotischen) Dyshidrosis. Derm Zschr 50: 185–198

Alkiewicz J (1950) Trachyonychie. Ann Derm Syphil 10: 136–140

Arievich AM (1964)* Psoriasis of the palms, soles and nails. Vestn Dermatol Venerol 3: 14–20

Aron-Brunetière R, Kohen I, Melki G (1952)* Traitement de l'eczéma dysidrosique des mains par la chloromycétine. Nouveaux résultats. Semaine méd [Suppl à Sem Hop Paris Nr. 81]: 700–701

Ash ASF, Schild HO (1966) Receptors mediating some actions of histamine. Pharmacol Chemother 27: 427–439

Asscher AW (1955) Histochemical observations on four cases of cheiropompholyx. Br J Dermatol 68: 9–15

Atlas YaE (1962)* Changes in thermoregulation in dyshidrotic lesions of the skin of the hands and feet. Vestn Dermatol Venerol 11: 33–37

Bäurle G (1984) Bläschenförmige („dyshidrotische") Veränderungen der Hände und Füße. Differentialdiagnose und therapeutische Konsequenzen, Karlsruhe, 3.9.84. Therapiewoche 34: 44

Bäurle G, Haneke E (1984) Etretinat bei hyperkeratotisch-rhagadiformen Hand- und Fußekzemen. In: Bauer R, Gollnick H (Hrsg) Retinoide in der Praxis. Grosse, Berlin, S 55–65

---

*Einzelne Arbeiten (– überwiegend aus der UdSSR –) liegen nicht im Original vor und wurden nach dem Zentralblatt für Haut- und Geschlechtskrankheiten oder ab 1947 auch nach Excerpta Medica (Section 13) zitiert. Diese Beiträge sind durch * gekennzeichnet

Ballagi I (1936)* Dyshidrose durch Pilze. Börgyógy Szemle 14: 154–156

Bandmann H-J, Agathos M (1980) Die atopische Handdermatitis. Dermatosen 28: 110–113

Bandmann H-J, Fregert S (1982) Epicutantestung. Springer, Berlin Heidelberg New York

Baran R, Dawber RDR (1984) Diseases of the nails and their management. Blackwell, Oxford London Edinburgh Boston Palo Alto Melbourne

Barbee RA, Halonen M, Lebowitz M, Burrows B (1981) Distribution of IgE in a community population sample: correlations with age, sex, and allergen skin test reactivity. J Allergy Clin Immunol 68: 160–111

Barr RM, Brain S, Camp RDR, Cilliers J, Greaves MW, Mallet AJ, Misch K (1984) Human allergic and irritant contact dermatitis: levels of arachidonic acid and its metabolites in involved skin. Br J Dermatol 111: 23–38

Bauer R, Gollnick H (1984) Retinoide in der Praxis. Grosse, Berlin

Becker SW, Obermayer ME (1947) Dermatology and Syphilology. Lippincott, Philadelphia

Beer DJ, Osband ME, McCaffrey RP, Soter NA, Rocklin RE (1982) Abnormal histamine-induced suppressor-cell function in atopic subjects. N Engl J Med 306: 454–458

Benedek T (1929) Schizosaccharomycosis pompholiciformis. Zur Ätiologie und Pathogenese der „dyshidrosiformen" palmaren und plantaren Mykosen. Derm Wochenschr 89: 1355–1357

Benedek T (1972) Pompholyx of the nail organ and the true onychomycosis. Mycopathologica et mycologia Applicate 48 (2–3): 231–259

Benedek T, Greif U (1930) Beitrag zur Kenntnis und Therapie des pompholyziformen Schizosaccharomykids (sog. „echte", „amykotische" Dyshidrosis). Derm Wochenschr 90: 166–177

Beutel P, Schubö W (1983) SPSS 9 Statistik-Programm-System für die Sozialwissenschaften. Nach NH Nie und CH Hull. Fischer, Stuttgart New York

Bias WB, Hsu SH, Meyers DA, Goodfriend L, Marsh DG (1979) HLA associations with chemically defined ragweed pollen components. Transplant Proc 11: 1853–1857

Björkstén B (1984) IgE und Lymphozytenfunktion bei Kleinkindern als Vorhersager einer Allergie. Z Hautkr 59 (12): 817–825

Black JW, Duncan WAM, Durant CJ, Ganeelin CR, Parsons EM (1972) Definition and antagonism of histamine H_2-receptors. Nature 236: 385–390

Blackwell GJ, Flower RJ, Nijkamp FP, Vane JR (1978) Phospholipase A_2 activity of guinea-pig isolated and perfused lungs; stimulation and inhibition by anti-inflammatory steroids. Br J Pharmacol 62: 79–80

Blank IH (1953) Further observations on factors which influence the water content of the stratum corneum. J Invest Dermatol 21: 259–271

Blaylock WK (1976) Atopic dermatitis: Diagnosis and pathobiology. J Allergy Clin Immunol 57: 62–79

Bloch B (1928) Die Trichophytide. In: Jadassohn J (Hrsg) Handbuch der Haut- und Geschlechtskrankheiten. Springer, Berlin, S 564–606

Bloch B (1929) Die Beziehung des dysidrotischen Ekzems der Hände zur Fußmykose. Schweiz Med Wochenschr 1929 II: 1193

Borelli S (1961) Haut und Psyche. Parfum Kosmetik 42: 427–430

Borelli S, Kopecká B (1966) Über das reaktive Verhalten der Hautdurchblutung auf Kälte- und Wärmereize bei Kranken mit atopischer konstitutioneller Neurodermitis. Derm Wochenschr 152: 1365–1372

Bory R, Guyotjeannin Ch, Negri R (1954)* Etude clinique et pathogénetique de la dyshidrose professionnelle. Arch Mal Prof 15/1: 26–30

Brain SD, Camp RDR, Leigh IM, Ford-Hutchinson AW (1982) The synthesis of leukotriene B_4-like material by cultured human keratinocytes. J Invest Dermatol 78: 328

Braun-Falco O (1956) Über die Behandlung der Dyshidrosis mit Prednison. MMW 98: 308–310

Braun-Falco O, Plewig G, Wolff HH (1984) Dermatologie und Venerologie, 3. Aufl Springer, Berlin Heidelberg New York Tokyo

Braun-Falco O, Ring J (1984) Zur Therapie des atopischen Ekzems. Hautarzt 35: 447–454

Bray MA (1984) Retinoids are potent inhibitors of the generation of rat leukocyte leukotriene B_4-like activity in vitro. Eur J Pharmacol 98: 61–67

Breit R (1981) Positive Epikutantestreaktionen bei Dermatitis atopica. Hautarzt [Suppl V] 32: 147–148

Breit R, Leutgeb Ch, Bandmann HJ (1972) Zum neurodermitischen Handekzem. Arch Dermatol Forsch 244: 353–354

Bruynzeel-Koomen D, Van Wichen D, Toonstra J, Beerens L, Bruynzee P (1985) The presence of IgE bearing dendritic cells in the epidermis of patients with atopic dermatitis. ESDR, 15th annual meeting, Amsterdam

Burckhardt W (1948) Bemerkungen zur Arbeit „Beitrag zur Therapie der Dyshidrosis (Cheiropompholyx)" von Julius Ries. Praxis (Bern) 37: 552–553

Busse WW, Lantis SDH (1979) Impaired H_2 histamin granulocyte response in active atopic eczema. J Invest Dermatol 73: 184–187

Calnan CD (1968) Eczema for me. Transactions of Saint John's Hospital, dermatological section, London, 54: 54–64

Camarasa JMG, Aspiolea F, Alomar A (1983) Patch tests to metal in childhood. Contact Dermatitis 9: 157–158

Castelain P-Y (1973) Dysidrose atopique. Bull Soc Franc Derm Syph 80: 79–80

Ceska M, Lundkvist U (1972) A new and simple radio immuno assay method for the determination of IgE. Immunochemistry 9: 1021–1030

Champion RH, Parrish WE (1979) Atopic dermatitis. In: Rook A, Wilkinson DS, Ebling FJG (eds) Textbook of dermatology. Blackwell, Oxford London Edinburgh Melbourne, pp 349–361

Chiantella S, Cofano AR (1951)* La röntgenterapia negli exzemi disidrosici delle mani. Ann Ital Dermat e Sifilogr 6: 19–28

Christensen OB (1982) Prognosis in nickel allergy and hand exzema. Contact Dermatitis 8: 7–15

Christensen OB, Möller H (1975a) Nickel allergy and hand exzema. Contact Dermatitis 1: 129–135

Christensen OB, Möller H (1975b) External and internal exposure to the antigen in the hand exzema of nickel allergy. Contact Dermatitis 1: 136–141

Christenzen JD (1982) Disulfiram treatment of three patients with nickel dermatitis. Contact Dermatitis 8: 105–108

Clar EJ (1981) Skin impedance measurement: A means to study stratum corneum barrier properties and hydration state. In: Klaschka F (Hrsg) Stratum corneum. Struktur und Funktion. Grosse, Berlin, S. 107–112

Creticos PS, Peters SP, Adkinson NF, Naclerio RM, Hayes EC, Norman PS, Lichtenstein LM (1984) Peptide leukotriene release after antigen challenge in patients sensitive to ragweed. N Engl J Med 310: 1626–1630

Czarnetzki BM, Kalveram KJ, Dierksmeier U (1979) Serum eosinophil chemotactic factor levels in patients with bullous pemphigoid, drug reactions and atopic eczema. J Invest Dermatol 73: 163–165

Czarnetzki BM, Pawelzik B (1983) Die Rolle eosinophiler Zellen bei Entzündungsreaktionen. Fortschr Med 101: 2167–2174

Czarnetzki BM, Schulz W (1980) Role of purified serum components in polymorph-
nuclear leukocyte chemotaxis. Int Arch Allergy Appl Immunol 61: 424–430
Darier J, Civatte A, Tzanck A (1949) Dermatologie. Huber, Bern
Davies MG, Greaves MW (1981) The current status of histamine receptors in human
skin: therapeutic implications. Br J Dermatol 104: 601–606
Davies MG, Marks R, Horton RJ, Storari FE (1979) The efficacy of histamine anta-
gonists as antipruritics in experimentally induced pruritus. Arch Dermatol Res
266: 117–120
Debelić M (1979) Der RAST in der praktischen Diagnostik. In: Werner M, Ruppert
V (Hrsg) Praktische Allergiediagnostik. Thieme, Stuttgart S. 96–105
Delbarre F (1948) Résultats obtenus dans le traitement de 27 cas d'eczéma et de
dyshidrose par les substances possédant l'activité vitaminique. P Bull Soc Franc
Derm Syph 55: 112–115
Djelaleddin-Moukhtar (1982) De la trichophytie des régions palmaire et plantaire.
Ann Derm Syphil 1892: 885–915
Dósa A (1941) Die chronisch intermittierende Behandlung der Dysidrose mit Misch-
vakzinen. Dermatologica 84: 75–84
Dowling GB (1932) The etiology of dysidrosis. Br Med J 1: 142–143
Düngemann H, Borelli S (1975) Klimatherapie bei allergischen Dermatosen. Therapie-
woche 25: 478–493
Endres H-J, Kiessling W (1983) Klinische Prüfung einer Balneo-Therapie mit synthe-
tischen Gerbstoffen (Tannolact®) bei 2.000 Hautkrankheiten. Dt Derm 31: 3–8
English OS (1949) Role of emotion in disorders of the skin. AMA Arch Dermatol 60:
1063–1076
Favre M (1926)* Sur une forme rare de la dyshidrose: La dyshidrose suppurée à type
de pyodermite extensive, son traitement par les applications iodées. Paris Méd 16
(3): 73–76
Fitz-Patrick DJG (1937) Tropical cheiropompholyx. Lancet I: 25
Forck G (1970) Störungen der Hautdurchblutung als kosmetisches und meßtechni-
sches Problem. Cosmetologica 19: 367–382
Foulds IS, Mackie RM (1981) A double-blind trial of the H_2 receptor antagonist cimet-
idine, and the H_1 receptor antagonist promethazine hydrochloride in the treat-
ment of atopic dermatitis. Clin Allergy 11: 319–323
Foussereau J, Cavelier C (1978) Toxische Dermatitis und Pseudo-Kontaktallergie.
Dermatosen 26: 156–161
Fox T (1873) Clinical lecture on dyshidrosis (an undescribed eruption) Br Med J 1: 365–
366
Fox T (1876) Mr. Hutchinson's „Cheiro-Pompholyx". Lancet 1: 563–564
Fox T (1876) Dysidrosis: Cheiro-Pompholxy. Lancet 1: 651
Francis D, Greaves MW, Yamamoto S (1977) Enzymatic histamine degradation by
human skin. Br J Pharmacol 60: 583–587
Fredricks MG, Becker FT (1954) Vesicular eruptions of the hands and feets of dyshi-
drotic type. AMA Arch Dermatol 70: 107–114
Fregert S (1982) Kontaktdermatitis. Thieme, Stuttgart New York
Frosch PJ (1985) Hautirritation und empfindliche Haut. Grosse, Berlin
Frosch PJ, Schwanitz HJ, Macher E (1984) A double blind trial of H_1 and H_2 recep-
tor antagonists in the treatment of atopic dermatitis. Arch Dermatol Res 276: 36–
40
Gahlen W, Klüken N (1953) Über Variation, Norm und Labilität der Hauttemperatur.
Klin Wochenschr 31: 754–758
Garnier G (1930)* Les dysidroses. Paris Méd 130 I: 63–68
Gerencśer N (1964) Über die durch Kaufmann-Wolf-Pilze erregten Dyshidrosen und
durch T. rubrum hervorgerufene Mykosen. Derm Wochenschr 149: 147–151

Giardino F (1934)* Dermatosi di Tilbury Fox e dermatosi di Bockhardt. Cintributi pratici. Rinasc Med 11: 306–307

Glickman FS, Silvers H (1967) Hand eczema and atopy in housewives. AMA Arch Dermatol 95: 487–489

Gloor ML (1981) Lipide der Hautoberfläche – über die Beziehung zwischen Stratum corneum – Lipiden und Funktion und Morphe des normalen Stratum corneum. In: Klaschka F (Hrsg) Stratum corneum. Struktur und Funktion. Grosse, Berlin, S 77–92

Gloor M (1982a) Wassergehalt des Stratum corneum: Bedeutung, Abhängigkeiten, Meßmethoden, therapeutische Beeinflußbarkeit. Zentralbl Haut- und Geschlechtskrankheiten 147: 103–107

Gloor M (1982b) Pharmakologie dermatologischer Externa. Springer, Berlin Heidelberg New York

Gloor M, Wagner L (1985) Nicht-immunologische Funktionsstörungen der Haut beim Neurodermitiker. Zentralbl Haut- und Geschlechtskrankheiten 150: 505–509

Götz H (1958) Ist die Bezeichnung „Epidermophytie" noch gerechtfertigt? Hautarzt 9: 536–537

Götz H, Röckl H (1952) Resistenzbestimmungen der Bakterienflora von Hautkrankheiten gegen Penicillin, Aureomycin und Streptomycin sowie ihre therapeutischen Folgerungen. Hautarzt 3: 118–122

Grabbe J (1984) Psoriasis, ein Modell zum Studium der pathobiologischen Aspekte chemotaktischer Arachidonsäuremetaboliten in menschlicher Epidermis. Diss med, Münster

Grabbe J, Czarnetzki BM, Mardin M (1984) Release of lipoxygenase products of arachidonic acid from freshly isolated human keratinocytes. Arch Dermatol Res 276: 128–130

Grabbe J, Czarnetzki BM, Rosenbach Th, Mardin M (1984) Identification of chemotactic lipoxygenase products of arachidonate metabolism in psoriatic skin. J Invest Dermatol 82: 477–479

Graffenried Cv (1918) Beitrag zur Frage der mykotischen Dyshidrosis (Kaufmann-Wolf). Derm Wochenschr 66: 361–371

Graul EH, Borelli S (1973) IgE-Bestimmung bei Dermatosen. Hautarzt 24: 235–240

Greaves MW, Marks R, Robertson I (1977) Receptors for histamine in human skin blood vessels: a review. Br J Dermatol 97: 225–228

Greenbaum SS (1922) Inoculation, autoinoculation and complement fixation tests in pompholyx (Tilbury-Fox). AMA Arch Dermatol 6: 757–760

Griff F, Itkin MM (1930) Zur Ätiologie der Dyshidrosen. Acta Derm Venerol Ruppert V (Hrsg) Praktische Allergiediagnostik. Thieme, Stuttgart, S 10–22

Gronemeyer W (1979) Intrakutaner Allergentest (Intrakutanprobe). In: Werner M, Ruppert V (Hrsg) Praktische Allergiediagnostik. Thieme, Stuttgart, S. 10–22

Gross R (1976) Zur klinischen Dimension der Medizin. Hippokrates, Stuttgart

Gross R (1977) Erkrankungen der weißen Blutzellen (Leukozytopoese) und der blutbildenden Organe. In: Gross R, Schölmerich P (Hrsg) Lehrbuch der inneren Medizin. Schattauer, Stuttgart New York S. 145–206

Grosshans E (1984) Physiopathologie de l'eczéma constitutionnel. 1. Kongreß der European Society of Pediatric Dermatology, Münster 4.–7.10.1984

Grosshans E, Basset A, Dakhel R (1969) Les tests vaso-moteurs en dermatologie. Dermatologica 138: 391–402

Grosshans E, Dakhel R (1968) Dysidroses et eczémas dysidrosiques. France Médical 31: 399–407

Grund W (1925) Beitrag zur Frage der interdigitalen Mykosen nebst einer Übersicht über den jetzigen Stand der Frage. Derm Zschr 45: 175–180

Hägermark O (1974) Studies on experimental itch induced by kallikrein and brady-
    kinin. Acta Derm Venereol (Stockh) 54: 397–400
Hägermark O, Strandberg K, Grönneberg R (1979) Effects of histamine receptor anta-
    gonists on histamine-induced responses in human skin. Acta Derm Venereol
    (Stockh) 59: 297–300
Hagerman G (1957) Über das „traumiterative" (toxische) Ekzem. Dermatologica 115:
    525–529
Halmy K (1976)* Therapeutische Erfahrungen mit der Candida-Vaccine. Börgyógy
    Vener Szle 52: 129–133
Hammer F (1913)* Die Verwendung des Spiritus bei Hautkrankheiten. Württemb
    Med Korresp-Blatt 1913: 7
Haneke E (1984) Blasen an Händen und Füßen. Differentialdiagnose und therapeu-
    tische Konsequenzen. Therapiewoche, Karlsruhe, 3.9.1984
Happle R, Schnyder UW (1982) Evidence for the Carter effect in atopy. Int Arch Allergy
    Appl Immunol 68: 90–92
Hebra Hv (1884) Veränderungen der Haut und ihrer Anhangsgebilde. Friedrich
    Wreden, Braunschweig, S. 425–427
Hegener G, Wienert V, Sick H, Gahlen W (1981) Hautfeuchtigkeit und Lebensalter.
    Fortschr Med 99: 486–490
Herrmann F (1972) Über Schwitzen bei der Neurodermitis. Arch Dermatol Forsch
    244: 344–347
Herrmann F, Morrill SD, Sulzberger MB (1958) „Dyshidrosiforme Eruptionen" und
    Schweißorgan. Hautarzt 9: 60–67
Herzberg J (1973) Wenig bekannte Formen der Neurodermitis. Hautarzt 24: 47–51
Hewitt J, Sclafer J (1959) Eczéma de dysidrose par allergie à „Candida albicans".
    Traitement par extrait de „Candida albicans". Bull Soc Franc Derm Syph 66: 454–
    455
Hjorth N (1975) Jahreszeitliche Schwankungen der Kontaktekzeme. Hautarzt 26: 75–
    76
Hjorth N (1980) Geschichte der Kontaktdermatitis und ihr Einfluß auf die heutige
    Arbeitsdermatologie. Hautarzt 31: 621–626
Hjorth N, Fregert S, Magnusson B (1979) Einige Berufe und ihre Kontaktallergene.
    Allergologie 2: 296–297
Hofmann H, Maibach H (1976) Transepidermal water loss in adhesive tape induced
    dermatitis. Contact Dermatitis 2: 171–177
Holla SWJ, Hollman EP, Mier PD, vol Staak WJBM, Urselmann E, Warndorff JA (1972)
    Adenosine 3'-5'-cyclic monophosphate phosphodiesterase in skin. II. Levels in
    atopic dermatitis. Br J Dermatol 86: 147–149
Hornstein OP, Bäurle G, Kienlein-Kletschka B (1985) Prospektivstudie zur Bedeu-
    tung konstitutioneller Parameter für die Ekzemgenese im Friseur- und Bauge-
    werbe. Dermatosen 33: 43–49
Hutchinson J (1976) Cheiro-Pompholyx. Lancet 1: 630–631
Huzs S, Simon N (1984) Cosmetic effect in relation to hydration of the skin proved
    by changed electric conductivity. Ärztl Kosmetologie 14: 256–259
Idson B (1978) In vivo measurement of transepidermal water loss. J Soc Cosm Chem
    29: 577–580
Iizuka H, Adachi K, Halprin KM, Levine V (1977) Epidermal adenylate cyclase: stimu-
    lation of the histamine (H_2) receptor by tolazoline. J Invest Dermatol 69: 442–445
Jadassohn W, Peck SM (1929) Epidermophytide der Hände. Arch Derm Syphil (Ber-
    lin) 158: 16–27
Jousion H, Meunier, Somia (1941) Dyidrose et eténomycose. Bull Soc Franc Derm Syph
    48: 238–243

Johansson SGO, Juhlin L (1970) Immunglobulin E in „healed" atopic dermatitis and after treatment with corticosteroids and azathioprine. Br J Dermatol 82: 10–13

Jordan WP, King SE (1979) Nickel feeding in nickel-sensitive patients with hand eczema. J Am Acad Dermatol 1: 506–508

Kaaber K, Veien NK (1977) The significance of chromate ingestion in patients allergic to chromate. Acta Derm Venereol (Stockh) 57: 321–323

Kaaber K, Veien NK, Tjell JC (1978) Low nickel diet in the treatment of patients with chronic nickel dermatitis. Br J Dermatol 98: 197–201

Kaaman T, Torssander J (1983) Dermatophytid – a misdiagnosed entity? Acta Derm Venereol (Stockh) 63: 404–408

Kabatcnik S, Maskilleison L (1932)* Ein Versuch der Diathermie-Behandlung einiger Hautkrankheiten. Sovet Vestn Venerol i Dermat 1: 21–25

Kaliner M (1976) The cholinergic nervous system and immediate hypersensitivity. I. Eccrine sweat responses in allergic patients. J Allergy Clin Immunol 58: 308–315

Kaposi M (1880) Pathologie und Therapie der Hautkrankheiten. Urban & Schwarzenberg, Wien Leipzig

Katz SA, Sanitz MH (1975) Leaching of nickel from stainless steel consumer commodities. Acta Derm Venereol (Stockh) 55: 113–115

Kaufmann-Wolf M (1914) Über Pilzerkrankungen der Hände und Füße. Derm Zschr 21: 385–396

Keidel WD (1973) Kurzgefaßtes Lehrbuch der Physiologie. Thieme, Stuttgart

Kémeri Dv (1929)* Ätiologie der Dysidrose. Dermatologia (Budapest) 3: 19–28

Kémeri Dv (1930) Die Ätiologie der Dyshidrose. Derm Wochenschr 91: 1587–1591

Kémeri Dv (1930) Über die Ursachen der Dyshidrosen und Ekzeme. Derm Wochenschr 91: 1613–1614

Kémeri Dv (1932) Eine neue indirekte Röntgenstrahlenmethode zur Behandlung der Dyshidrose und gewisser Ekzemfälle. Strahlentherapie 43: 597–600

Kienlein-Kletschka B (1984) Feuchtarbeit als konditionierender Faktor bei der Genese berufsbedingter Dermatosen. Dermatosen 32: 14–16

Klaschka F (1979) Ekzemreaktionen „von innen her". Allergologie 2: 267–274

Klaschka F (1980) Physiologische Grundlagen des Hautschutzes. Arbeitsmed Sozialmed Präventivmed 15: 2–5

Klaschka F (1981) Stratum corneum. Grosse, Berlin

Klaschka F (1982) Das hämatogene Kontaktekzem – Definition – Pathogenese – Klinik. Z Hautkr 57: 926–929

Kleine-Natrop HE (1961) Hauttemperatur und Hautthermometrie. In: Gottron HA, Schönfeld W (Hrsg) Dermatologie und Venerologie, Bd 1.1. Thieme, Stuttgart, S 493–543

Klüken N (1972) Vasculäre Faktoren bei der Neurodermitis constitutionalis. Arch Dermatol Forsch 244: 341–343

Kolde G, Frosch PJ, Czarnetzki BM (1983) PUVA-Behandlung der Urtikaria pigmentosa: histomorphometrische, ultrastrukturelle und biochemische Untersuchungen der kutanen Mastzellen. 11. Jahrestagung der Arbeitsgemeinschaft Dermatologische Forschung, Kiel, 11.–13.11.1983

Koldys KW, Meyer RP (1979) Biofeedback training in the therapy of dyshidrosis. Cutis 24: 219–221

Korting GW (1955) Zur Genese dyshidrosiformer Exantheme, insbesondere der genuinen Dyshidrosis. Berufsdermatosen 3: 139–143

Koscard E (1982) Comments on the contribution by A. B. Ackermann and A. Ragaz. Arch Dermatol Res 274: 387–388

Koscard E, Ofner F, Broe GA (1973) Paradox temperature response in atopic dermatitis. Dermatologica 146: 8–14

Kosmadis WN (1923)* Behandlung der Dyshidrosis mit heißen lokalen Bädern. Süd-
    östlicher Bote der Gesundheitspflege 7/8: 12–13
Kreibich C (1918) Zur Pathogenese der Dyshidrosis. Arch Derm Syphil 122: 785–787
Kresbach H (1967) Untersuchungen zur Ätiologie und Pathogenese der Cheiropom-
    pholyx (Dyshidrosis). Derm Wochenschr 153: 409–429
Kümmell jr H (1924) Zur Chirurgie des Sympathicus, mit besonderer Berücksichtigung
    ihrer anatomischen Grundlagen. Bruns' Beitr zu klin Chirurg. 132: 249–323
Kuschinsky G, Lüllmann H (1974) Kurzes Lehrbuch der Pharmakologie. Thieme,
    Stuttgart
Lämmer D (1979) Testergebnisse von 1008 Patienten mit Kontaktallergie. Z Hautkr
    54: 571–579
Lammintausta K (1983) Hand dermatitis in different hospital workers, who perform
    wet work. Dermatosen 31: 14–19
Lampe P (1982) Metallkontaktallergie – Atopie – Dyshidrosis. 33. Tagung der Deut-
    schen Dermatologischen Gesellschaft, Wien, 30.9.–3.10.1982
Lampe P (1983) Metallkontaktallergie – Atopie – Dyshidrosis. Hautarzt 34 [Suppl V]:
    364–365
Landwehr AJ, van Ketel WG (1983) Pompholyx after implantation of a nickel-con-
    taining pacemaker in a nickel-allergic patient. Contact Dermatitis 9: 147
Lawrence CM, Marks J, Parker S, Shuster S (1983) A comparison of PUVA-etretinate
    and PUVA-placebo for palmoplantar pustular psoriasis. Br J Dermatol 110: 221–
    226
Lebel B, Venencie PY, Saurat JA, Soubrane C, Paupe J (1980) Anti-IgE induced his-
    tamine release from basophils in children with atopic dermatitis. Acta Derm Vene-
    reol (Stockh) 92: 57–59
Legrain P (1922)* Recherches au sujet de l'origine mycosique de la dyshidrose et des
    éruptions dyshidrosiformes. Progr Méd 49: 477–478
Leszczyński Rv (1929) Einfluß der Rückenmarksdurchwärmungen auf die Hyper-
    und Dyshidrosis manuum. Derm Wochenschr 89: 1473–1480
LeVine MJ, Parrish JA, Fitzpatrick ThB (1981) Oral methoxsalen photochemothera-
    py (PUVA) of dyshidrotic eczema. Acta Derm Venereol (Stockh) 61: 570–571
Lewis GM, Cormia FE (1947) Office management of the neurodermatoses. New
    York State Journal of Medicine 47: 1889–1894
Lichtenstein LM, Gillespie E (1973) Inhibitor of histamine release by histamine con-
    trolled by H_2 receptor. Nature 244: 287–288
Lindemayr H (1984a) Das Friseurekzem. Dermatosen 32: 5–13
Lindemayr H (1984b) Friseurekzem und Nickelallergie. Hautarzt 35: 292–297
Lorincz AL, Grauer FH (1956) Simultaneous dyshidrosis in monozygotic twins dur-
    ing their separation. AMA Arch Dermatol 74: 250–252
MacArthur RS (1928)* Cheiropompholyx. Clin Med a Surg 35: 608
Male O (1981) Medizinische Mykologie für die Praxis. Thieme, Stuttgart New York
Mali JWH (1951) Ned Tijdschr Geneeskd 1544 (zit. nach Kleine-Natrop, 1961)
Mali, JWH (1960) Über einen Fall von dyshidrotischem Ekzem durch Chromat. Haut-
    arzt 11: 27–29
Mali JWH, Malten KE, van Neer FCJ (1961) Dyshidrosis as symptom of acute type
    allergy. Allergie u. Asthma 7: 234–237
Malten KE (1981) Thoughts on irritant contact dermatitis. Contact Dermatitis 7:
    238–247
Marchionini A (1930) Zur Pathogenese und Differentialdiagnose dyshidrotischer und
    dyshidrosiformer Bläschenerkrankungen der Hände und Füße. Derm Zschr 58:
    222–235
Marghescu S (1980) Dyshidrosen. In: Korting GW (Hrsg) Dermatologie in Klinik und
    Praxis. Thieme, Stuttgart, S. 13.1–13.8.

Marghescu S (1982) Palmoplantarreaktionen. Dt Derm 30: 17–22

Marks R, Lawson A, Nicholls S (1983) Age-related changes in stratum corneum. Structure and function. In: Marks R, Plewig G (Hrsg) Stratum corneum. Springer, Berlin Heidelberg New York S 175–180

Marks R, Plewig G (1983) (Hrsg) Stratum corneum. Springer, Berlin Heidelberg New York

Matras (1929)* Ekzema mycoticum pedum und Dyshidrosis lamellosa sicca manuum. Wiener Dermatol. Gesellschaft 21.11.1929

Maurer W (1983) Die Messung von Veränderungen mittels Beurteilungsskalen bei Medikamentenprüfungen, Seminar der Region Österreich/Schweiz der Internationalen Biometrischen Gesellschaft, Basel

McLachlain AD, Brown WH (1934) Cheiropompholyx. Br J Dermatol 46: 457–479

Meneghini CL, Angelini G (1979) Contact and microbial allergy in pompholyx. Contact Dermatitis 5: 46–50

Menné T (1978) The prevalence of nickel allergy among women. An epidemiological study in hospitalized female patients. Dermatosen 26: 123–125

Menné T, Bachmann E (1979) Permanent disability from hand dermatitis in females sensitive to nickel, chromium and cobalt. Dermatosen 27: 129–135

Menné T, Borgan Ø, Green A (1982) Nickel allergy and hand dermatitis in a stratified sample of the danish female population: an epidemiological study including a statistic appendix. Acta Derm Venereol (Stockh) 62: 35–41

Menné T, Hjorth N (1984) Mechanisch hervorgerufene Kontaktdermatitis und Psoriasis. Z Hautkr 59: 647–653

Menné T, Kaaber K (1978) Treatment of pompholyx due to nickel allergy with chelating agents. Contact Dermatitis 4: 289–290

Menné T, Thorboe A (1976) Nickel dermatitis – nickel excretion. Contact Dermatitis 2: 353–354

Menné T, Weismann K (1984) Hämatogenes Kontaktekzem nach oraler Gabe von Neomyzin. Hautarzt 35: 319–320

Metz J (1970) Ultrastruktur der Spongiose beim allergischen Kontaktekzem. Dermatologica 141: 315–320

Michael M (1933) Die Behandlung juckender Hautaffektionen an Händen und Füßen unter besonderer Berücksichtigung der Dyshidrosen. Med Welt 7: 669–670

Miescher G (1928) Trichophytien und Epidermophytien. In: Jadassohn J (Hrsg) Handbuch der Haut- und Geschlechtskrankheiten. Springer, Berlin, S 378–563

Milian G (1928a)* Dysidrose guérie par le traitement antisyphilitique. Rev Franc Dermat 4: 225–226

Milian G (1928b)* La dysidrose infectieuse streptococcique. Rev Franc Dermatol 4: 391–396

Milian G (1930)* Dysidrose infectieuse. Rev Franc Dermatol 6: 273–274

Milian G, Périn (1921) Dysidrose et syphilis. Bull Soc Franc Derm Syph 28: 438–442

Miller RM, Coger RW, Dymond AM (1974) Biofeedback skin conductance conditioning in dyshidrotic eczema. AMA Arch Dermatol 109: 737–738

Miller RM, Coger RW (1979) Skin conductance conditioning with dyshidrotic eczema patients. Br J Dermatol 101: 435–440

Modestov V (1932)* Zur Behandlung der dishidrotischen Ekzeme mit Diathermie. Sovet Vestn Venerol i Dermat 1: 13–15

Mohnke M (1984) Die Hauttemperatur als pathogenetischer Faktor in der Entstehung von Akne, Warzen und Fußpilz. Diss med, Münster

Morison WL, Parrish JA, Fitzpatrick TB (1978) Oral photochemotherapy of atopic eczema. Br J Dermatol 98: 25–28

Morison WL, Parrish JA, Fitzpatrick TB (1978) Oral methoxsalen photochemotherapie of recalcitrant dermatoses of the palms and soles. Br J Dermatol 99: 297–302

Muende J (1934) Cheiropompholyx. Br J Dermatol 46: 479–490
Musger A (1967) Zur Ätiologie und Pathogenese der Cheiropompholyx (Dysidrosis).
    Derm Wochenschr 153: 111–119
Nasemann T, Sauerbrey W (1981) Lehrbuch der Hautkrankheiten und venerischen
    Infektionen, 4. Aufl. Springer, Berlin Heidelberg New York
Nestorowsky WH (1906) Die anatomischen Veränderungen der Haut bei Dyshidrosis.
    Derm Zschr 13: 183–207, 357–371, 421–437
Nilsson G, Sedin G, Ödberg A (1975) A transducer for measurement of evaporation
    from the skin. International Conference on Biomedical Transducers, Paris 1975
Nolting S, Fegeler K (1984) Medizinische Mykologie, 2. Aufl. Springer, Berlin Heidel-
    berg New York Tokyo
Nolting S, Fegeler K, Koch-Schulte U (1975) Die Bedeutung der Fußpilzflechte.
    Therapiewoche 25: 40
Oddoze L, Témine P (1968) Dysidrose et atopie. Deuxième note: le terrain atopique
    dans les dysidroses. Bull Soc Franc Derm Syph 75: 378–380
Oehlschlaegel G (1962) Beitrag zur Behandlung der Dyshidrosis. Hautarzt 13: 185–187
Orfanos CE (1981) Aufbau der Hornschicht in Hinblick auf ihre Funktion. In: Klasch-
    ka F (Hrsg) Stratum corneum. Struktur und Funktion. Grosse, Berlin, S 29–49
Paschkis H (1912)* Dysidrosis palmaris, eine kosmetische Sommeraffektion. Wien
    Klin Wochenschr 25: 1452–1453
Pautrier L-M, Glasser R (1929) Lésions dysidrosiformes des mains due au staphylo-
    coque doré. Bull Soc Franc Derm Syph 36: 1126–1127
Peck SM (1930) Epidermophytosis of the feet and epidermophytids of the hand. AMA
    Arch Dermatol 22: 40–76
Pharmacia (1983) Phadebas IgE PRIST 180 Gebrauchsinformation. Freiburg
Pjatkin W (1925)* Pseudodyshidrosis parasitaria. Medicinskaja mysl 3: 31–35
Polak L, Turk JL (1968) Studies on the effect of systemic administration of sensitizers
    in guinea pigs with contact sensitivity to inorganic metal compounds. 1. The in-
    duction of immunological unresponsiveness in already sensitized animals. Clin Exp
    Immunol 3: 245–251
Propping P, Voigtländer V (1983) Was ist gesichert in der Genetik der Atopien? Aller-
    gologie 6: 160–168
Pürschel W (1973) Dermatologische Klimatherapie an der Nordsee. Dermatologica
    146: Suppl 1
Rajka G (1974) Transepidermal water loss on the hands in atopic dermatitis. Arch
    Dermatol Forsch 251: 111–115
Rajka Ö (1923) Zur Ätiologie der Dysidrose. Arch Derm Syphil 143: 204–210
Rajka Ö (1929)* Diskussionsbeitrag zu Kémeri D: Die Ursachen der Dyshidrosis.
    Ungar. Dermat. Gesellschaft, Budapest 1.3.1929
Ramsay C (1969) Vascular changes accompanying white dermographism and delayed
    blanch in atopic dermatitis. Br J Dermatol 81: 37–43
Reed CE (1968) Beta adrenergic blockade, bronchial asthma and atopy. J Allergy 42:
    238–242
Reichenberger M (1972a) Befunde bei Erstuntersuchungen von Hautkrankheiten im
    Friseurgewerbe unter besonderer Berücksichtigung der Dyshidrosis. Berufsder-
    matosen 20: 124–132
Reichenberger M (1972b) Katamnestische Untersuchungen bei 69 Friseuren. Haut-
    arzt 23: 252–259
Reichenberger M (1975) Die Dyshidrosis als Schrittmacher für berufliche Dermato-
    sen. Berufsdermatosen 23: 127–130
Reitamo S, Visatolvanen K, Kähönen K, Stubb S, Salo OP (1985) Eczema caused by
    inhalant allergens in atopic patients. ESDR 15th annual meeting, Amsterdam

Ries J von (1948) Beitrag zur Therapie der Dysidrosis (Cheiropompholyx). Praxis (Bern) 37: 204–205

Rietschel L, Meffert H, Sönnichsen N (1969) Zur Messung der Hauttemperatur mit dem Infrarot-Strahlungsmeßgerät nach Kortum. Dermatol Monatsschr 155: 802–812

Ring J (1978) Zyklisches Adenosin-3-5-Monophosphat (c-AMP) und Allergie. Hautarzt 29: 625–631

Risse GB (1970) The brownian system of medicine: its theoretical and practical implications. In: Clio Medica 5: 45–51

Robertshaw D (1977) Neuroendocrine control of sweat glands. J Invest Dermatol 69: 121–129

Robertson I, Greaves MW (1978) Responses of human skin blood vessels to synthetic histamine analogues. Br J Clin Pharmacol 5: 319–322

Röckl H (1979) Klinik und Pathologie des allergischen Kontaktekzems. Allergologie 2: 255–260

Roelandts R (1984) Mutagenicity and carcinogenicity of methoxsalen plus UV-A. AMA Arch Dermatol 120: 662–669

Roller M (1940) Über Behandlung und Wesen der Dyshidrosis (Cheiropompholyx). Med Klin 1940: 1305–1306

Rook A, Wilkinson DS, Ebling FJG (eds) (1979) Textbook of dermatology, 3rd edn. Blackwell, Oxford London Edinburgh Melbourne

Rosenbach T, Grabbe J, Möller, Schwanitz HJ, Czarnetzki BM (1985) Generation of leukotrienes from normal epidermis and their demonstration in cutaneous disease. Br J Dermatol 113 [Suppl 28]: 157–167

Rothschuh KE (1978) Konzepte der Medizin in Vergangenheit und Gegenwart. Hippokrates, Stuttgart

Ruzicka T (1984) Stoffwechsel der Arachidonsäure in der Haut und seine Bedeutung in der Pathophysiologie entzündlicher Dermatosen. Hautarzt 35: 337–343

Ruzicka T (1985) Leukotriene und Monohydroxyfettsäuren: Kontroverse Rolle in der Pathogenese der Psoriasis. Hautarzt 36: 255–258

Ruzicka T, Printz MP (1982) Arachidonic acid metabolism in skin: experimental contact dermatitis in guinea pigs. Int Arch Allergy Appl Immunol 69: 347–353

Ruzicka T, Simmet T, Peskar B A, Braun-Falco O (1984) Leukotrienes in skin of atopic dermatitis. Lancet I: 222–223

Rystedt J, Fischer T (1983) Relationship between nickel and cobalt sensitization in hard metal workers. Contact Dermatitis 9: 195–200

Sabourand R (1922) A propos de la dysidrose. Bull Soc Franc Derm Syphil 29: 102–104

Sannwald C, Ortonne P, Thivolet J (1979) La photochimiothérapie orale de l'eczéma atopique. Dermatologica 159: 71–72

Schadewaldt H (1983) Geschichte der Allergie, Bd. 4. Dustri, München-Deisenhofen

Schäfer H (1981) Stratum corneum. Funktion als Grenzmembran. In: Klaschka F (Hrsg) Stratum corneum. Struktur und Funktion. Grosse, Berlin

Scheuer B (1981) Häufige Kontaktallergene. Hautarzt [Suppl V] 32: 137–140

Schnyder UW (1960) Neurodermitis - Asthma - Rhinitis. Eine genetisch-allergologische Studie. Int Arch Allergy Appl Immunol 17 [Suppl]: 1–106

Schnyder UW (1972) Zur Humangenetik der Neurodermitis atopica. Arch Dermatol Forsch 244: 347–352

Schönfeld W (1969) Lehrbuch der Haut- und Geschlechtskrankheiten, 10. Aufl. Thieme, Stuttgart

Schramek M (1916) Befunde bei Pilzerkrankungen der Hände und Füße. Arch Derm Syphil 121: 630–645

Schreus HT (1922) Mitigal zur Herstellung feinverteilter Schwefelsalbe. Derm Zschr 37: 57–61

Schuermann H (1938) Zur Kenntnis dyshidrotischer Exantheme. Derm Wochenschr 106: 461–471, 497–502

Schuppli R (1949) Ergebnisse der Allergieforschung von 1939–1946. Zentralbl Haut- und Geschlechtskrankheiten 74: 121–208

Schuppli R (1954) Zur Ätiologie der Dyshidrosis. Dermatologica 108: 393–398

Schwanitz HJ (1983) Homöopathie und Brownianismus 1795–1844. Zwei wissenschaftstheoretische Fallstudien aus der praktischen Medizin. Fischer, Stuttgart New York

Schwanitz HJ (1984a) Vom Ausgestoßenen zum Gesichtsversehrten – Ein Beispiel sozialer Diskriminierung aus der Geschichte der Medizin. Hautarzt 35: 45–49

Schwanitz HJ (1984b) Die ärztliche Aufklärung – ein Informationsproblem? Allg Med Int Med Gen Int 13: 90–94

Schwanitz HJ, Dickel U, Macher E (1985) Aufklärung vor der dermatologischen Therapie mit Retinoiden. In: Mahrle G, Ippen H (Hrsg) Dermatologische Therapie. perimed, Erlangen, S 139–143

Schwanitz HJ, Frosch PJ, Macher E (1982) Results of a double blind study with H_1- and H_2-histamine receptor antagonists in atopic dermatitis. Arch Dermatol Res 273: 164

Schwanitz HJ, Grabbe J, Rosenbach T, Czarnetzki BM (1985) Demonstration of chemotactic lipoxygenase products of arachidonate metabolism in dyshidrotic eczema (pompholyx). Arch Dermatol Res 277: 422

Schwanitz HJ, Oeser E (1983) Der Begriff „Exanthem" aus wissenschaftstheoretischer Sicht. Hautarzt [Suppl VI] 34: 291–293

Schwiddessen F (1983) Bedeutung der akralen Hypothermie als pathogenetischer Faktor bei Fußmykosen. Diss med, Münster

Sellei J (1931) Die Behandlung der chronischen alimentären Urtikaria, des Quinckeschen Ödems, der Dyshidrose (Eczema dyshidroticum) in der täglichen Praxis. Derm Wochenschr 93: 1963–1967

Shelley WB (1953) Dyshidrosis (Pompholyx). AMA Arch Dermatol 68: 314–319

Sicoli A (1924)* Dyshidroses vraies et pseudodyshidroses. Ann Derm Syph 5: 69–84

Silvers SH, Glickman FS (1968) Atopy and eczema of the feet in children. Am J Dis Child 116: 400–401

Simons RDGP (1963) Dyshidrosiform eruptions. Excerpta Medica (Section 13) 17: 107–108

Simons RDGP (1966) Eczema of the hands. Investigations into dyshidrosiform eruptions, 2nd edn. Karger, Basel New York

Skramlik E v (1947/48) Die Dysidrosis lamellosa sicca. Derm Wochenschr 119: 412–415

Skramlik E v (1950) Entstehung und Heilung der Dyshidrosis lamellosa sicca. Derm Wochenschr 122: 715–719

Steenbergen EP van, Vinks PA (1963)* The treatment of dyshidrosis with esidrex. Ned Milit Geneeskd T. 16/12: 388–393

Steigleder GK (1979) Dermatologie und Venerologie, 3. Aufl. Thieme, Stuttgart

Stewart WM, Laumonier R (1961) Dysidrose aigue, dite primitive, et rétention sudorale. Ann Derm Syph (Paris) 88: 47–50

Storck H, Strehler EH, Gloor W (1972) Pathogenese der Neurodermitis disseminata. Zirkulation und neurovegetative Regulation. Arch Dermatol Forsch 244: 335–338

Strempel R (1956) Zur Ätiologie und Pathogenese der Dyshidrosis. Hautarzt 7: 241–242.

Stüttgen G (1977) Die Ekzemgenese in pathophysiologischer Sicht. Z Hautkr 52 [Suppl 2]: 8–15

Stüttgen G, Flesch U, Eilers J (1983) Telethermographische Analysen der lokalen Kortikosteroidwirkung bei Hautreaktionen vom Sofort- und Spättyp. Allergologie 6: 411–418

Stüttgen G, Flesch U (1984) Dermatologische   Thermographie. edition medizin, Weinheim Deerfield Beach Florida Basel
Stüttgen G, Schäfer H (1974) Funktionelle Dermatologie. Springer, Berlin Heidelberg New York
Süess HR (1983) Weiterentwicklung der Vaseline. Ärztl Kosmetologie 13: 489–498
Sutton RL, Sutton RL (1939) Diseases of the skin. Mosby, St. Louis
Szentivanyi A (1968) A beta adrenergic theory of the atopic abnormality in bronchial asthma. J Allergy 42: 203–232
Tagami H, Ohi M, Iwatsuki K, Yamada M (1983) Electrical measurement of the hydration state of the skin surface in vivo. In: Marks R, Plewig G (Hrsg) Stratum corneum. Grosse, Berlin, S 252–256
Taniguchi Y (1927)* Beiträge zur Studie der Dyshidrosis. Jap J Med Sci Trans XIII Derm 1: 43–74
Témine P, Oddoze L (1967) Dysidrose et eczéma atopique. I. Les dysidroses dans 568 cas d'eczémas atopiques. Bull Soc Franc Derm Syph 74: 297–299
Thiele FAJ (1976) Die Funktion der ekkrinen Schweißdrüsen in der Temperaturregelung des Menschen. Z Hautkr 51 [Suppl 2]: 71–80
Thorvaldsen J, Volden G (1980) PUVA-induced diminution of contact allergic and irritant skin reactions. Clin Exp Dermatol 5: 43–46
Tronnier H (1966) Die potentiometrische Titration als Methode zur Bestimmung der Alkaliempfindlichkeit der Haut. Berufsdermatosen 14: 296–308
Tronnier H (1975) Die ekzematisierte Abnützungsdermatose. Hautarzt 26: 99–101
Tronnier H (1980) Differenzierte Feuchtigkeitsmessungen an der menschlichen Haut. Ärztl Kosmetologie 10: 291–308
Tronnier H (1981) Stratum corneum: Reaktionen gegen Alkali- und Säureeinwirkung. In: Klaschka F (Hrsg) Stratum corneum, Struktur und Funktion. Grosse, Berlin, S 113–126
Tronnier H (1984) Hydratation der Haut. Medizinische Notwendigkeit oder kosmetisches Werbeargument? Ärztl Kosmetologie 14: 365–375
Tronnier H, Kühl M, Lehmann E, Träbing H, Wölcke U (1983) Untersuchungen zur Permeation von Chromationen in die geschädigte und nichtgeschädigte Haut sensibilisierter und nichtsensibilisierter Personen mit beruflicher Chromatexposition. Dermatosen 31: 19–23
Ude P (1976) Topographische hautphysiologische Meßwerte. Z Hautkr 51 [Suppl 2]: 81–97
Ude P (1978) Physikalische Hautmeßwerte und ihre topographischen Unterschiede. Ärztl Kosmetologie 8: 221–227
Unna PG (1903) Pathologie und Therapie des Ekzems. Hölder, Wien
Unna PG (1916)* Kriegsaphorismen eines Dermatologen. Berl Klin Wochenschr 1916, Nr. 10
Veien NK, Kaaber K (1976) Latent metal hypersensitivity among patients with pompholyx. Contact Dermatitis 2: 361
Veien NK, Kaaber K (1979) Nickel, cobalt and chromium sensitivity in patients with pompholyx (dyshidrotic eczema). Contact Dermatitis 5: 371–374
Vilanova X, Casanovas M (1951) Dermatite dyshidrosiforme des mains et des pieds, causée par un aspergillus. Ann Derm Syphil 78: 292–296
Volmat P, Laugier P, Allers G, Ellena V, Vittouris N, Barale T (1968) Dysidrose palmaire rebelle à la thérapeutique dermatologique et disparue après deux entiens „non-directifs", à portée psychothérapique. Bull Soc Franc Derm Syph 75: 667–670
Wall LM (1980) Nickel penetration through rubber gloves. Contact Dermatitis 6: 461–463

Walthard B (1928) Zur Pathogenese des dysidrotischen Symptomenkomplexes. Über ein unter dem Bilde einer Dyshidrosis verlaufendes Epidermophytid. Derm Zschr 53: 692–706

Walther K (1949) Die Dysidrosis lamellosa sicca. (Bemerkungen zu E. v. Skramlik: Die Dyshidrosis lamellosa sicca, Derm. Wschr. 1947/48, S. 412). Derm Wochenschr 120: 359–360

Warndorff JA (1970) The response of the sweat gland to acetylcholine in atopic subjects. Br J Dermatol 89: 306–311

Weber G (1978) Photochemotherapie. Thieme, Stuttgart

Weiss P (1930)* Sur un trichophyton isolé de trois cas de dyshydrose des extrémités. Rev. sud.-amér. Méd (Paris) 1: 277–282

Wendt H, Frosch PJ (1982) Klinisch-pharmakologische Modelle zur Prüfung von Corticoidexterna. Karger, Basel München Paris London New York Tokyo Sydney

Whitlock FA (1980) Psychophysiologische Aspekte bei Hautkrankheiten. In: Bosse K, Hünecke P (Hrsg) Beiträge zur Dermatologie, Bd. 6. perimed, Erlangen

Wienert V, Hegner G, Sick H (1981) Ein Verfahren zur Bestimmung des relativen Wassergehalts des Stratum corneum der menschlichen Haut. Arch Dermatol Res 270: 67–75

Wienert V, Sick H (1982) Ein neues Meßgerät zur routinemäßigen Bestimmung der Hautfeuchtigkeit. Ärztl Kosmetologie 12: 416–422

Wiesner-Menzel L, Schulz B, Vakilzadeh F, Czarnetzki BM (1981) Electron microscopical evidence for a direct contact between nerve fibres and mast celles. Acta Derm Venereol (Stockh) 61: 465–469

Wilkinson DS (1975) Careers advice to youths with atopic dermatitis. Contact Dermatitis 1: 11–12

Wilkinson DS, Hambly EM (1978) Prognosis of hand eczema in hairdressing apprentices. Contact Dermatitis 4: 63

Wohlrab W (1981) Wirkung von harnstoffhaltigen Salben auf die Epidermis. Dermatol Monatsschr 167: 188–191

Wüthrich B (1975) Zur Immunpathologie der Neurodermitis constitutionalis. Huber, Bern Stuttgart Wien

Wulf CC, Suhr HF (1950) Dyshidrosisbehandlung mit Atropin (Beitrag zur Ätiologie und Pathogenese). Arch Derm Syphil 191: 492–498

Wurzel RM, Kutzner H (1983) Zur Ultrastruktur dyshidrosiformer Bläschen. Hautarzt 34 [Suppl VI]: 323–324

Yamamoto S, Francis D, Greaves M (1976) Enzymic histamine degradation by skin: inhibition by a histamine H_2 receptor antagonist. J Invest Dermatol 66: 266

Young E (1964) Dysidrotic (endogen) eczema. Dermatologica 129: 306–310

Zaias N (1980) The nail in health and disease. MTP Press, Miami Beach

Zaun H (1980) Krankhafte Veränderungen des Nagels. perimed, Erlangen

Zaun H (1980) Endogenes Handekzem. Akt Derm 6: 311–313

Sachregister